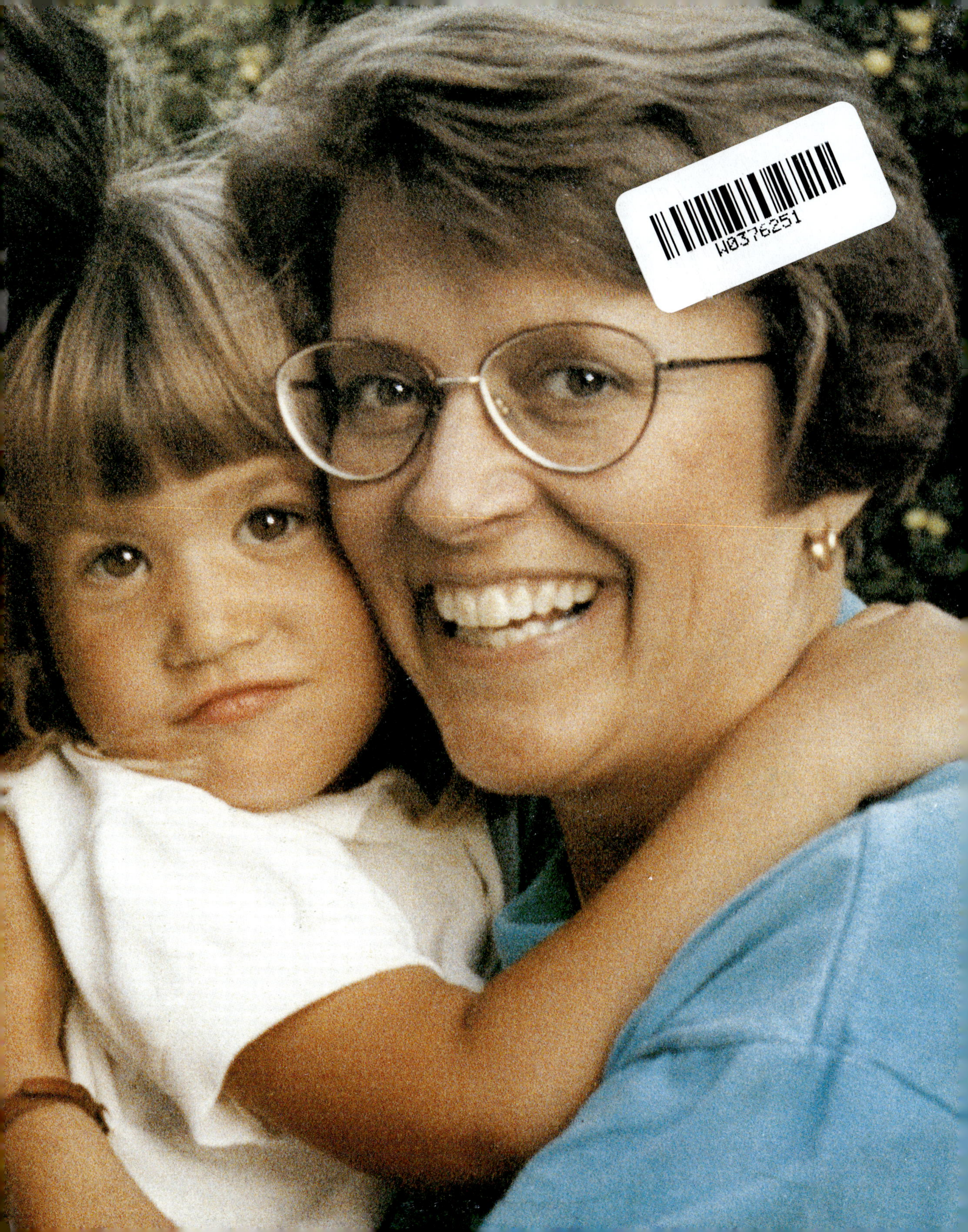

Titel der Originalausgabe: Vi ska få ett syskon
Originalverlag: Bokförlaget Bonnier Alba, Stockholm
Fotos: Lennart Nilsson
Text: Lena Katarina Swanberg
Übersetzung: Angelika Kutsch
Umschlaggestaltung: Martina Eisele

Sonderausgabe 1999 für Orbis Verlag für Publizistik
in der Verlagsgruppe Bertelsmann GmbH

Satz: Filmsatz Schröter GmbH, München
Druck und Bindung: Artes Graficas, Toledo
Printed in Spain
ISBN 3-572-00987-1
D.L.TO: 22-1999

Lennart Nilsson · Lena Katarina Swanberg

So kamst du auf die Welt

Kinder erleben Schwangerschaft und Geburt

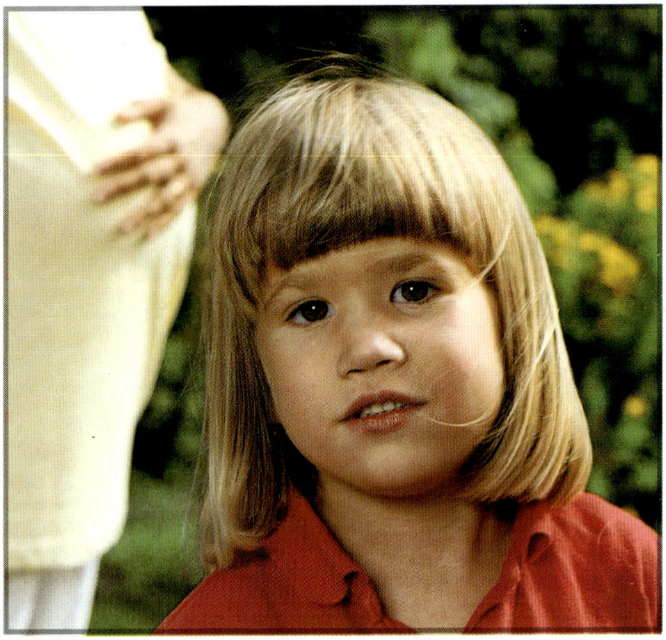

Ich heiße Marie. Ich bin fünf Jahre alt. Mein großer Bruder heißt Philip, und er ist sechseinhalb Jahre alt. Thomas ist unser kleiner Bruder, er ist noch ein Baby. Aber in Mamas Bauch hat es ihn schon ziemlich lange gegeben. Davon handelt dieses Buch.

Orbis Verlag

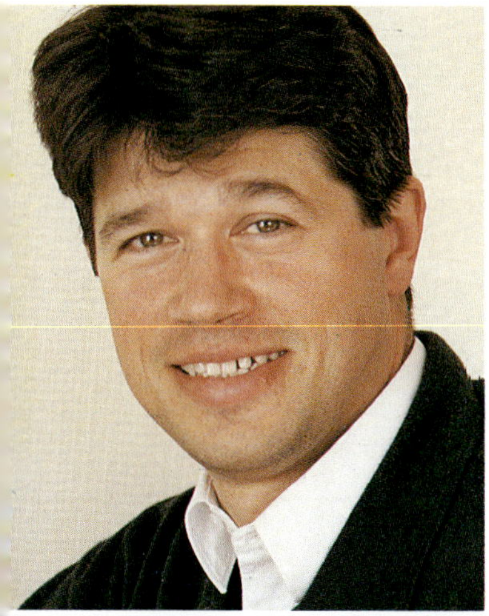

Mein Papa heißt Peter. Wenn er arbeitet, trägt er einen Anzug, aber nicht, wenn er zu Hause ist. Dann trägt er einen Pullover. Ich finde, der Pullover riecht nach Papa. Der Anzug nicht. Seine Anzüge riechen alle nach Sparkasse. Meine Mama heißt Franziska. Sie ist fröhlich, und manchmal trägt sie eine Brille. Meine Mama ist Krankenschwester.

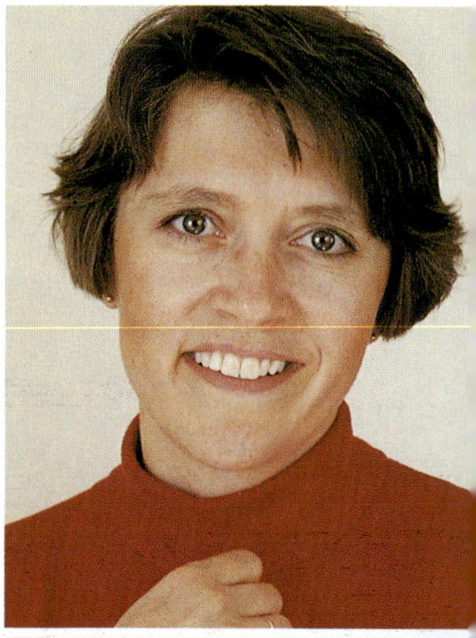

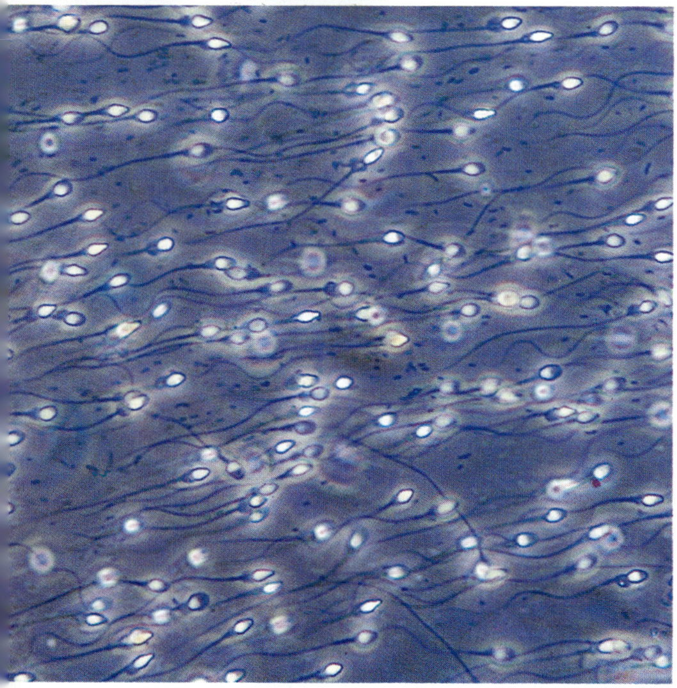

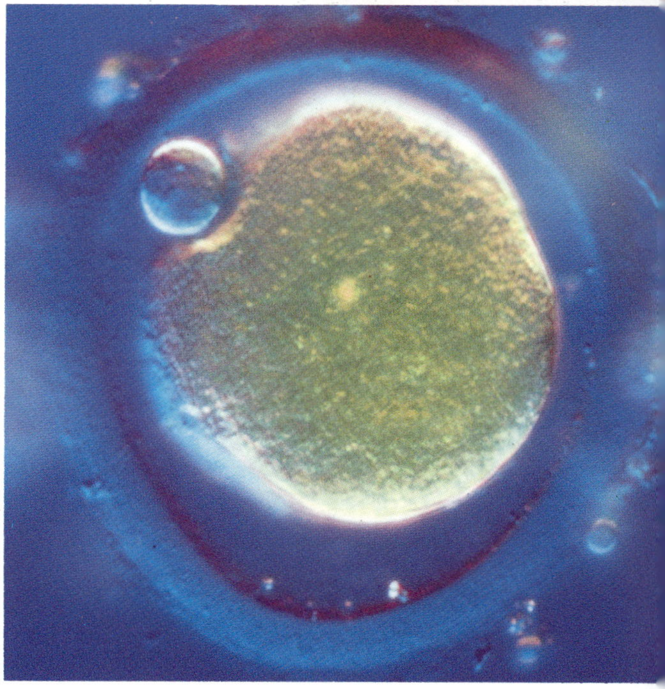

In Mamas Bauch gibt es winzige, winzige Eier, und in Papas Hoden gibt es winzige Spermien. Ein einziges Ei und ein einziges Spermium müssen sich treffen, damit ein Baby daraus wird. Das kann passieren, wenn Mama und Papa sich lieben. So sagt man, wenn Papas Pimmel in Mamas Scheide ist und massenhaft Spermien aus Papas Pimmel kommen.

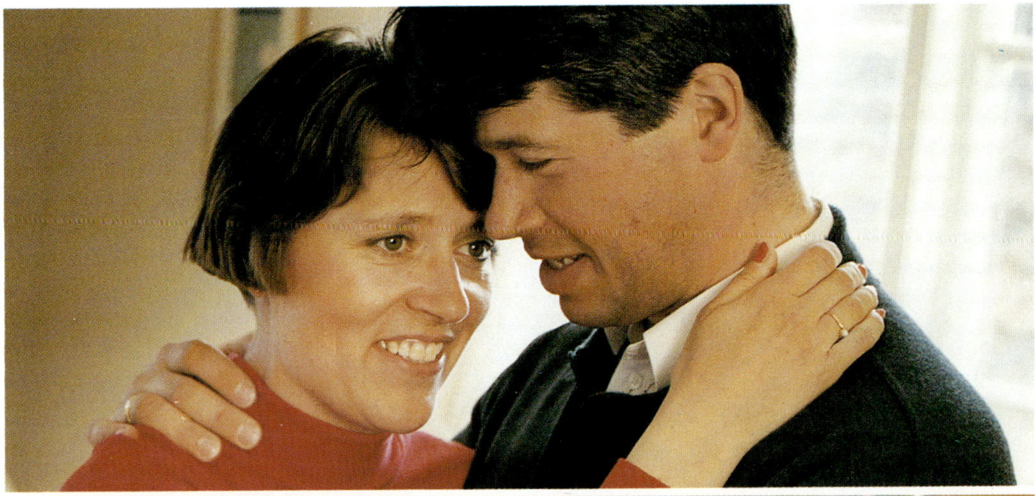

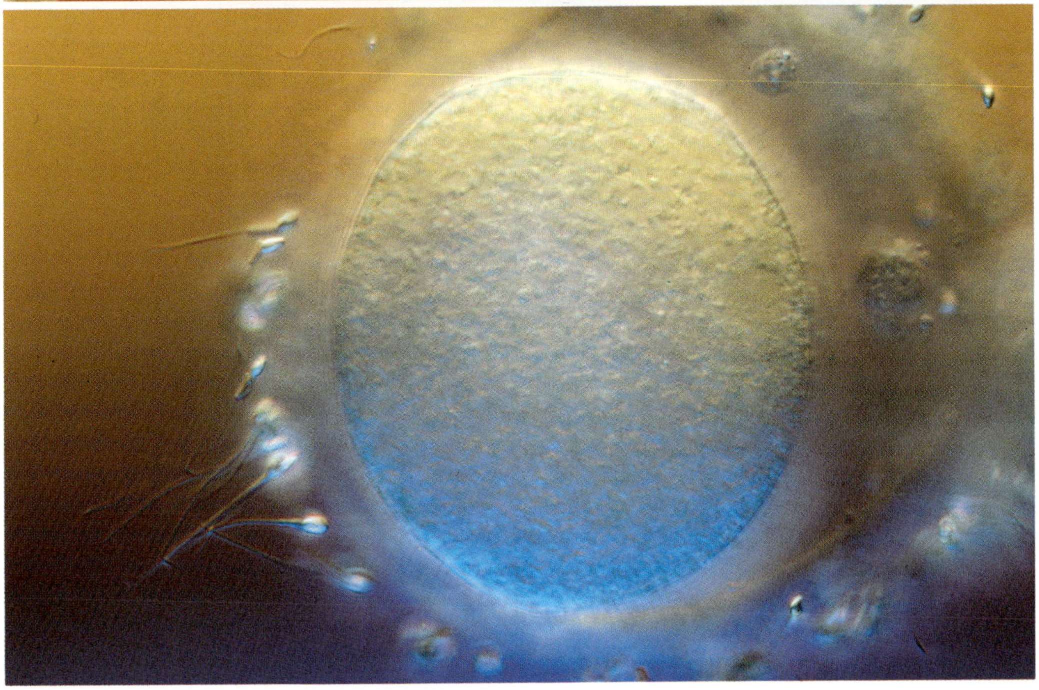

Es ist immer nur ein Ei, das da in Mamas Bauch wartet. Aber es sind Millionen Spermien, die mit ihren kleinen Schwänzen um die Wette schwimmen. Wer zuerst beim Ei ankommt, bohrt sich schnell hinein. Denn wenn es das geschafft hat, kann kein anderes Spermium mehr in das Ei eindringen. Von da an beginnt in Mamas Bauch ein Kind zu wachsen.

Aber das weiß noch niemand. Nicht einmal Mama und Papa wissen es.

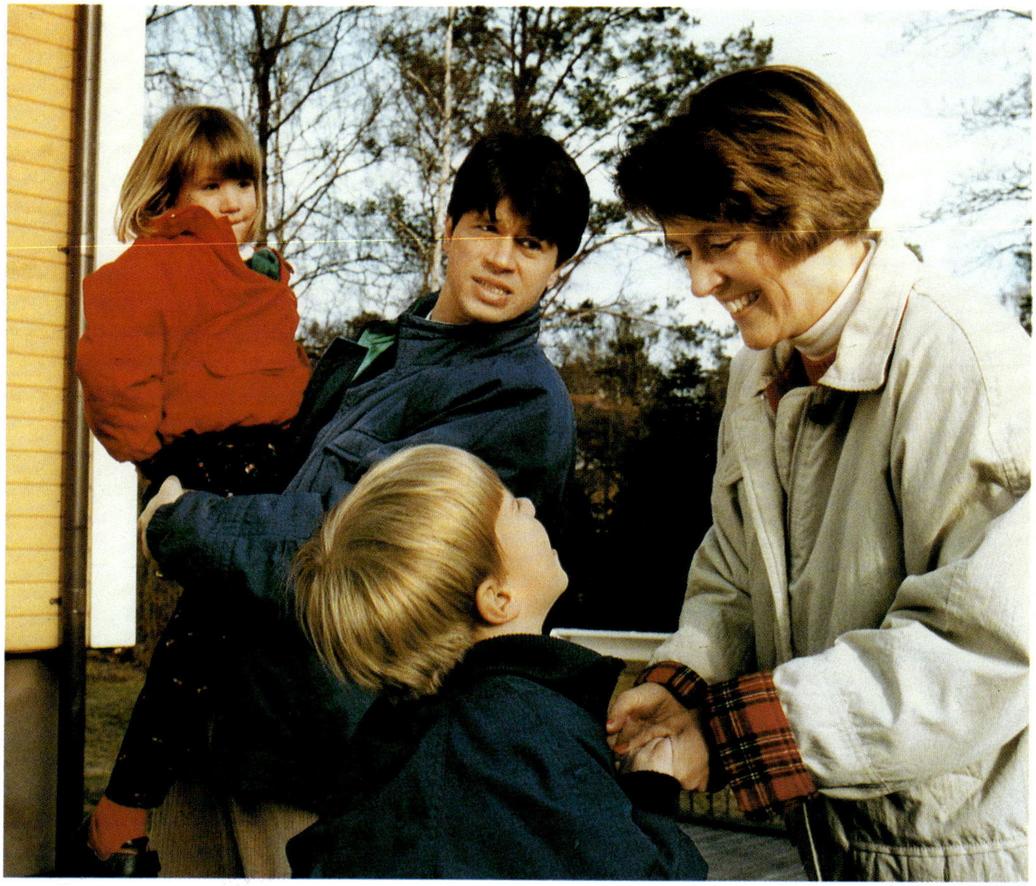

Ich erinnere mich genau daran, wie es war, als Mama sagte, wir bekommen noch ein Kind. Das war kein gewöhnlicher Tag. Denn ich hab meinen Papa noch nie zuvor hüpfen sehen. Erwachsene hüpfen nur, wenn sie einen Trainingsanzug anhaben. Wir hüpften viele Male, weil wir uns so freuten. Ich wollte, daß wir bis zum Hausdach hinauffliegen könnten. So sehr hab *ich* mich gefreut. Da wollte Philip bis zum Schornstein hüpfen. So sehr hat *er* sich gefreut. Papa sagte, mit drei Kindern hätte man den Himmel auf Erden. Er hüpfte jedenfalls am höchsten. Das kam daher, weil er die längsten Beine hat.

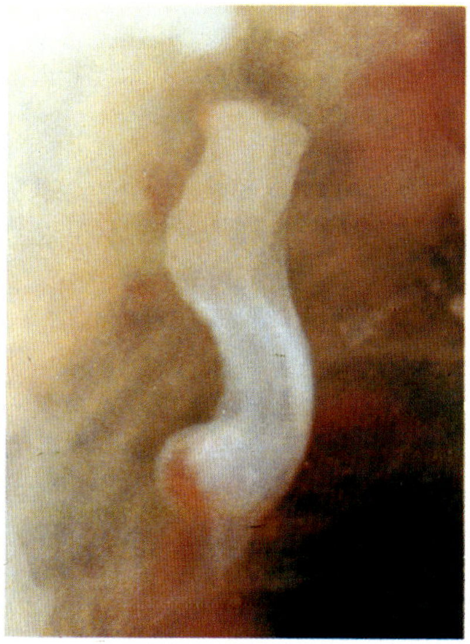

3 Wochen, 1,5 mm

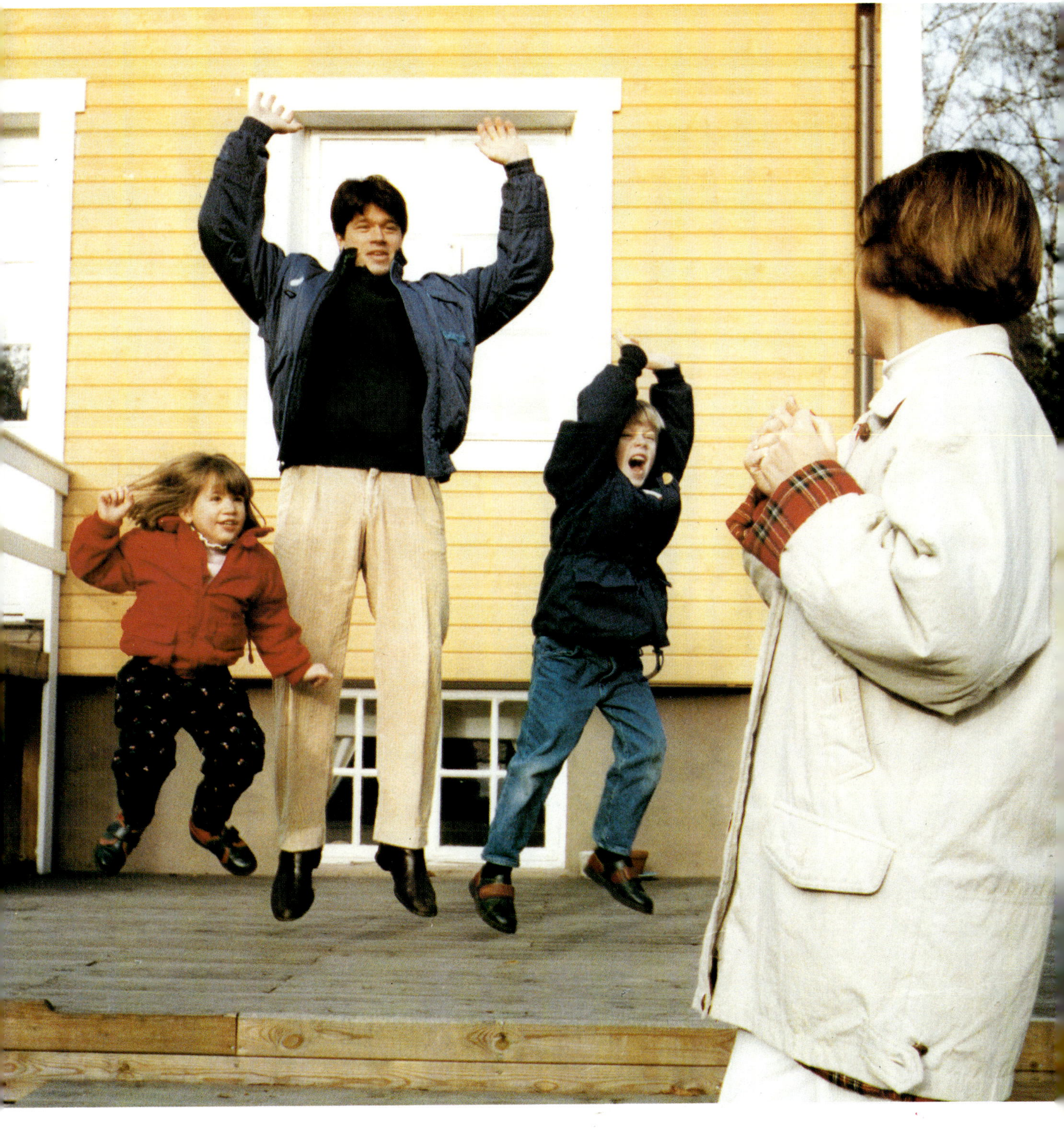

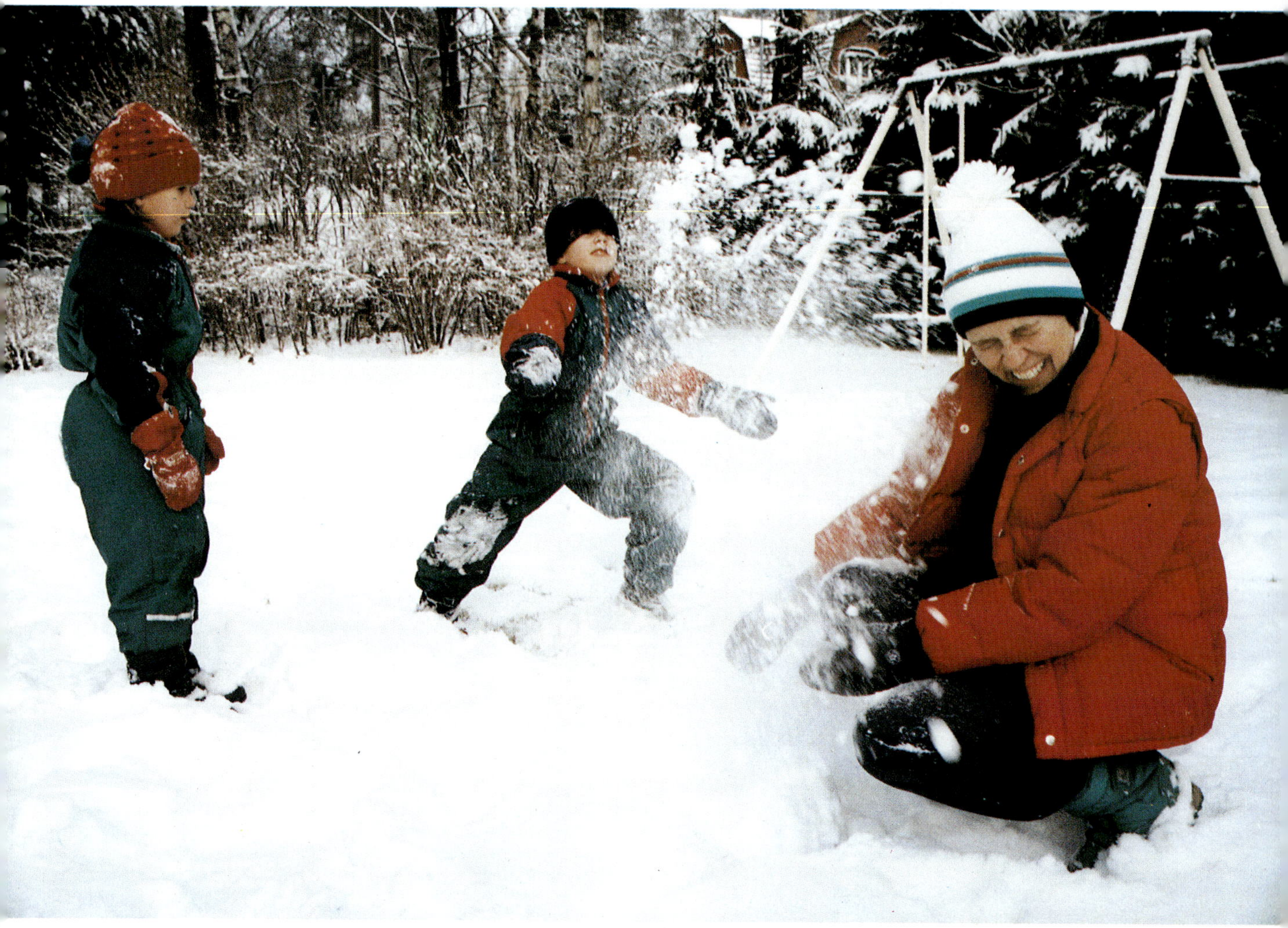

Zuerst wollte ich, daß das Baby sofort kommt. Es macht doch keinen Spaß, immer bloß zu warten und zu warten. Aber Mama sagte, das Baby werde erst im Herbst geboren, vorher sei es nicht fertig. Da wurde ich richtig sauer auf Mama, denn jetzt war ja noch Winter! Dann kommt der Frühling, dann wird es Sommer – und da hab ich Geburtstag. Bis zu meinem Geburtstag dauert es noch *furchtbar lange*. Und noch länger dauert es, bis das Baby kommt.

»Soll es kommen, wann es will. Ist mir doch egal«, sagte ich zu Mama und ging hinaus zum Spielen. Später machten wir eine Schneeballschlacht. An dem Tag hat es nämlich geschneit.

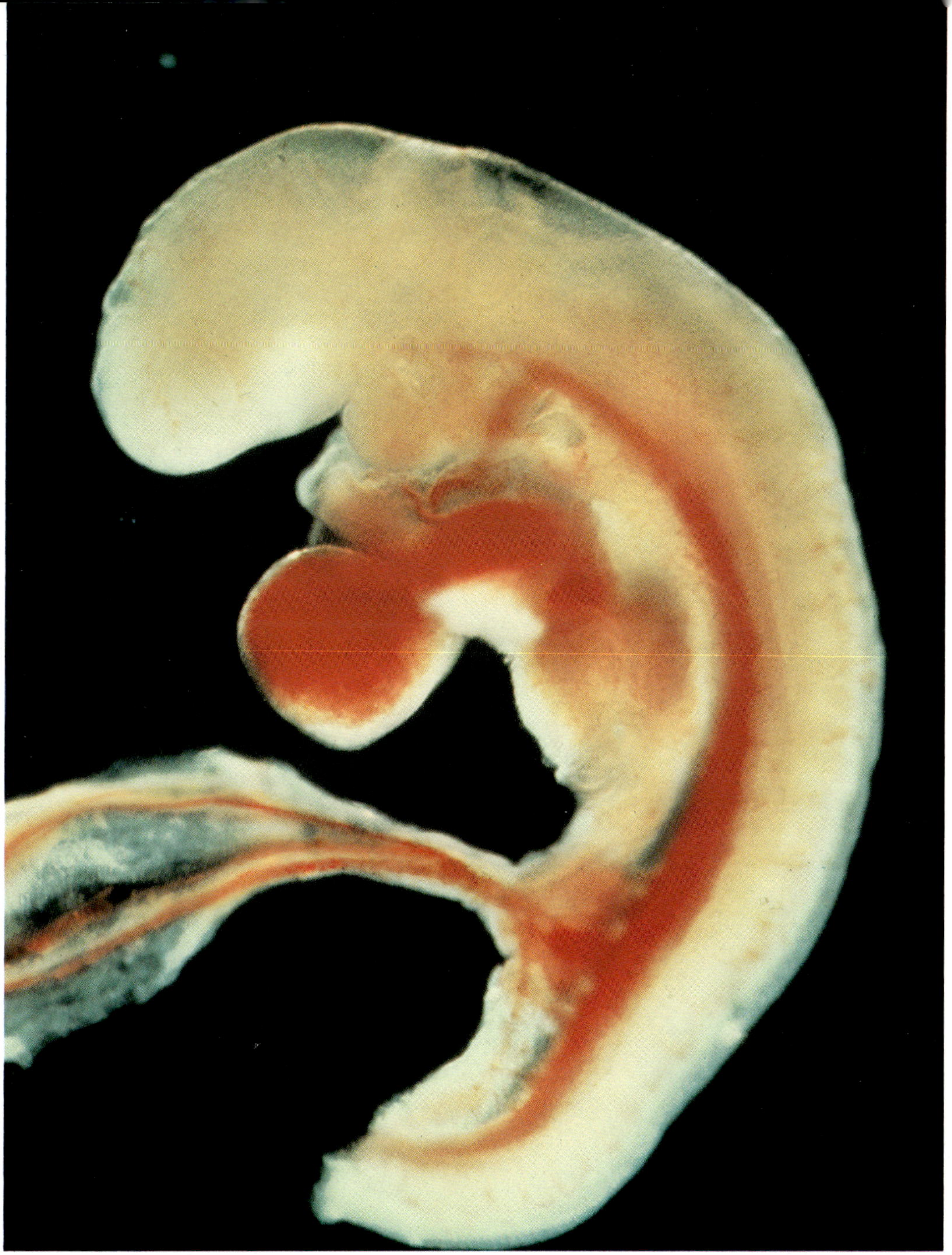

4 Wochen, 6 mm

Das Baby ist vier Wochen alt. In Wirklichkeit ist es nicht so groß wie auf dem Bild. Es ist so groß wie der Fingernagel deines kleinen Fingers. Man kann schon sehen, wo das Rückgrat, der Kopf und das Herz sind. Aber das Baby hat noch keine Beine und keine Arme und auch keine Augen oder Ohren.

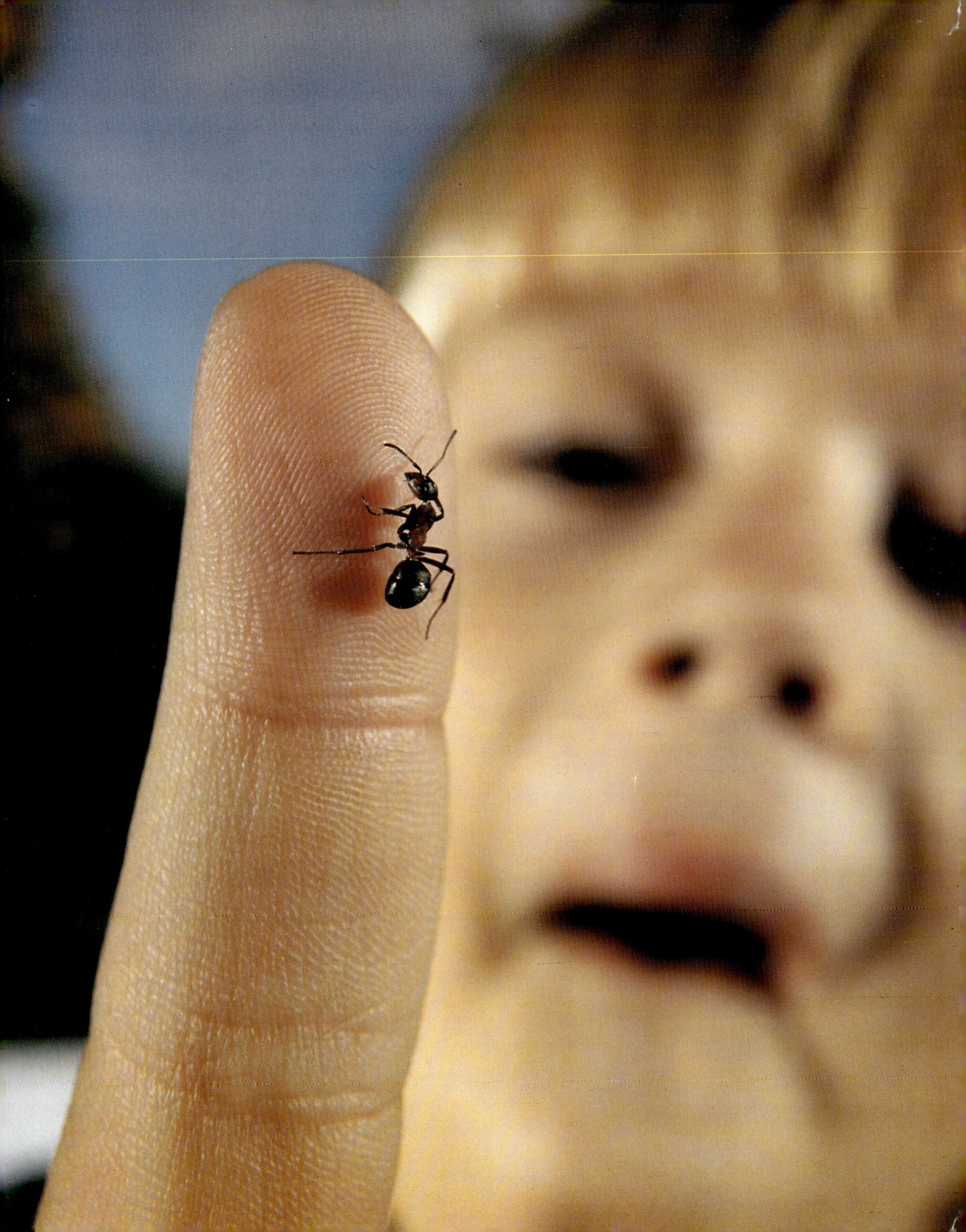

Eine Ameise ist winzig klein. Schon komisch, daß da überhaupt Platz für sechs Beine ist. Philip traut sich, eine Ameise anzufassen. Ich nicht. Ich bin nämlich mal von einer Ameise gebissen worden. Sie und drei Tannennadeln und ein kleiner Stein waren in meinen Strumpf geraten. Aber nur die Ameise hat mir weh getan. Wo sie mich gebissen hat, wurde meine Haut ganz rot.

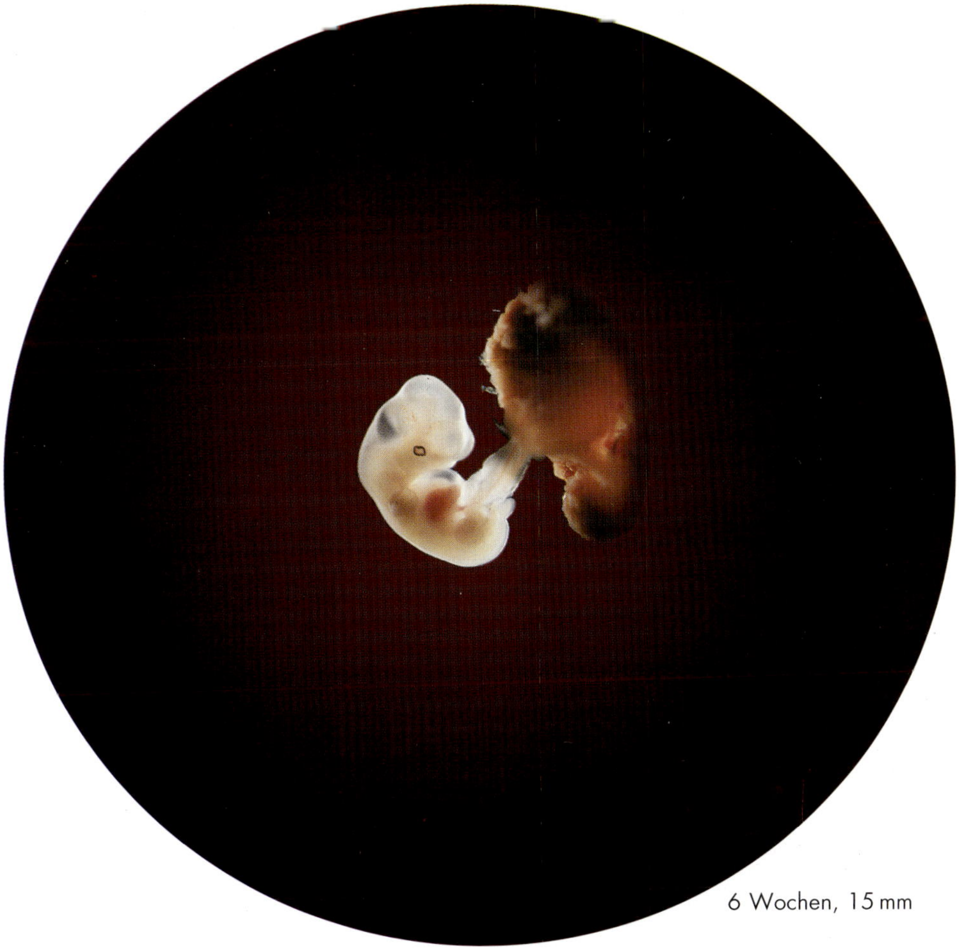

6 Wochen, 15 mm

Nach sechs Wochen wachsen dem Baby Beine, Arme, Hände und Füße. Auch die Augen sind schon zu sehen.

Jetzt weiß Mama, daß sie ein Kind erwartet. Von außen ist aber noch nichts zu sehen. Das Baby liegt versteckt in Mamas Bauch und ist so klein wie eine Ameise. Es hat ein eigenes kleines Zimmer. Das Zimmer heißt Gebärmutter.

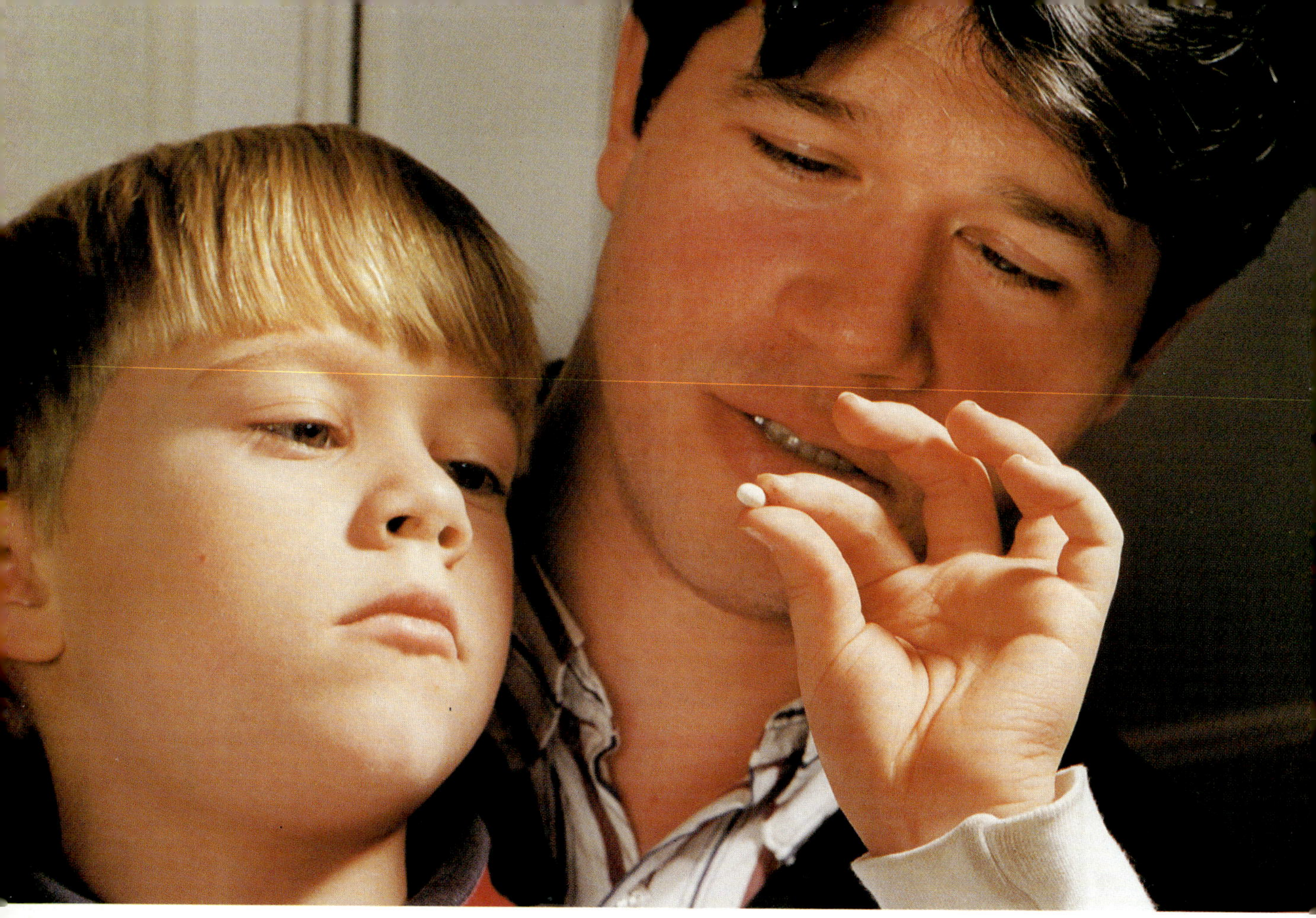

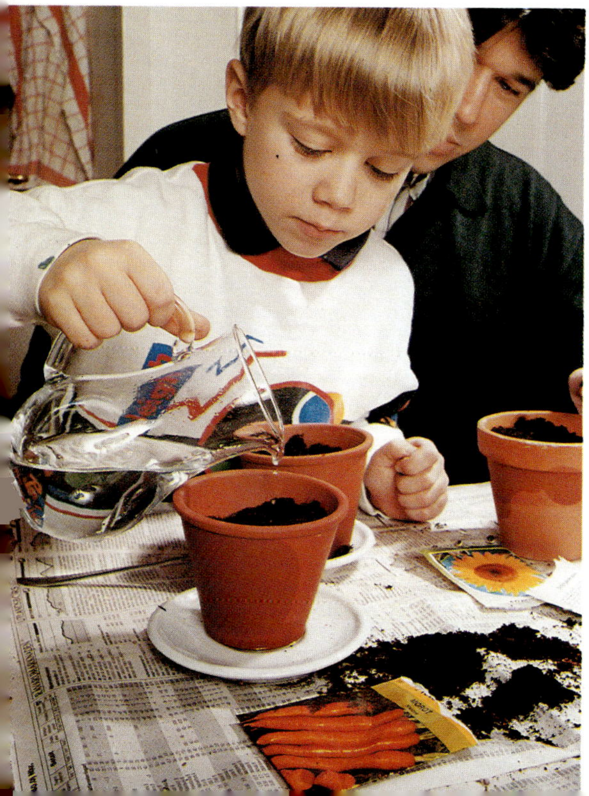

Vor unserem Haus ist ein Garten. Da wachsen Himbeeren und Äpfel, aber nicht mal eine einzige jämmerliche Kartoffel. Im Frühling haben Papa und Philip Samen in Blumentöpfe gesät. Aus einigen sollen Tomaten werden, aus anderen Blumen.

»Ich möchte wissen, ob du einen Jungen- oder einen Mädchensamen in Mamas Bauch gesät hast«, sagte Philip zu Papa. »Es ist doch dumm, daß sie in den Hoden alle durcheinander liegen. So weiß man nicht, was es wird. Samentüten mit Bildern drauf sind besser.«

Das Baby auf dem Bild ist ungefähr sechs Wochen alt. Noch hat es viel Platz im Bauch, denn es ist erst so groß wie der Bohnenkern, den Philip in der Hand hält. Obwohl das Baby noch so klein ist, kann es sich schon bewegen. Manchmal hat es sogar einen Schluckauf.

In der Gebärmutter im Bauch ist es schön warm und angenehm. Das Baby friert also nicht, während es da drinnen liegt und wächst.

6 Wochen, 15 mm

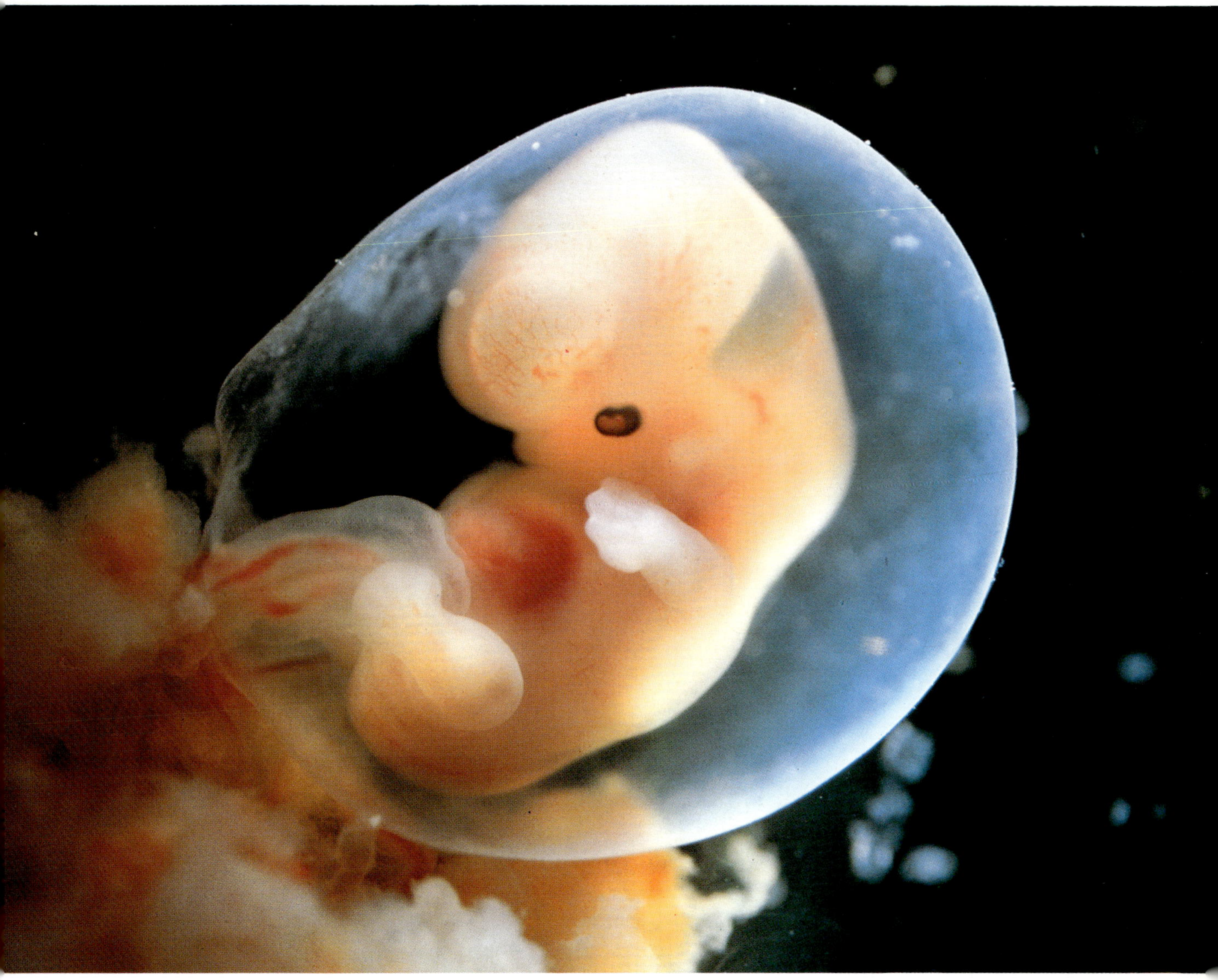

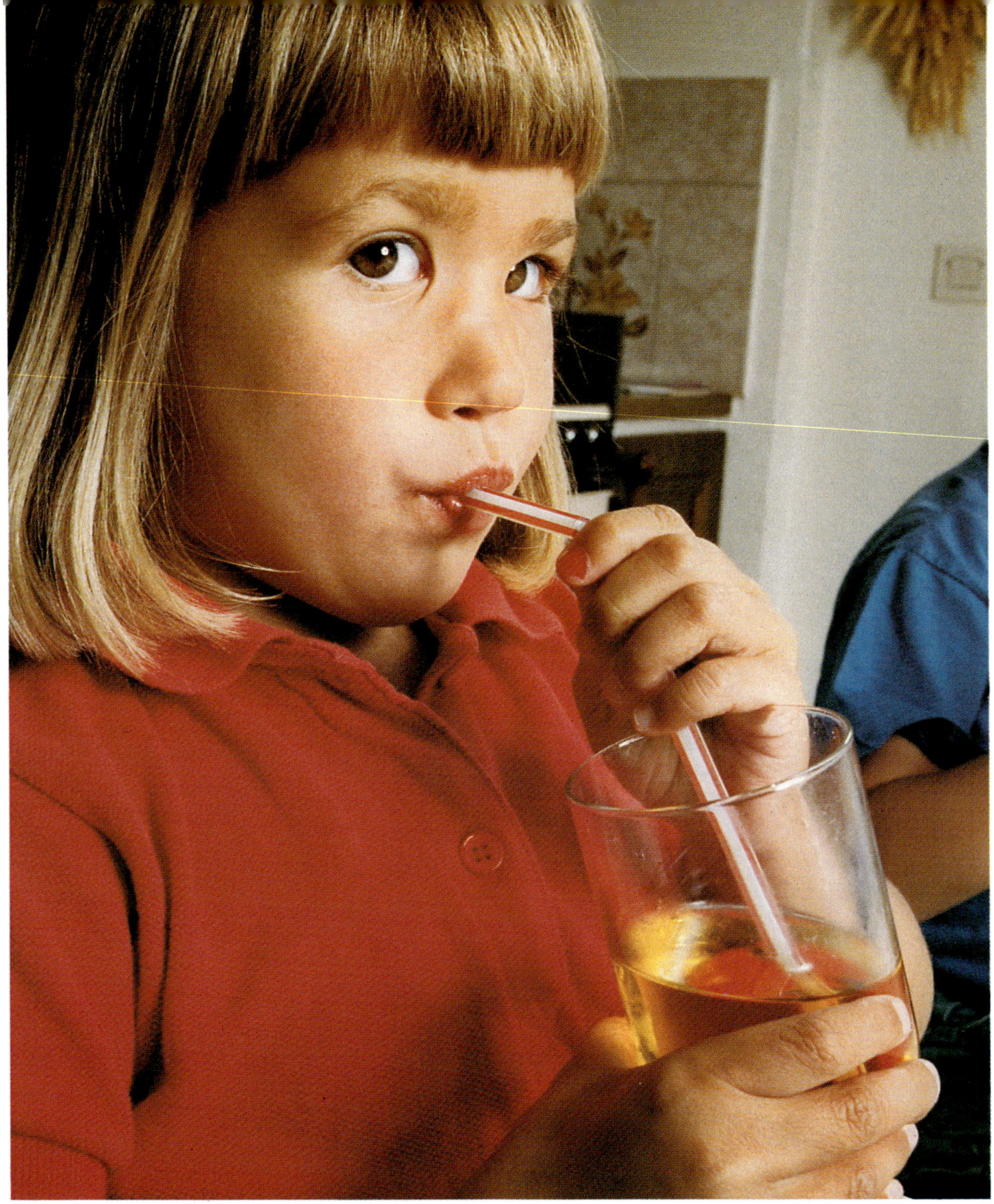

Gerade bin ich fünfmal um unser Haus gelaufen, ohne ein einziges Mal stehenzubleiben. Jetzt hab ich einen Riesendurst. Eigentlich mag ich am liebsten roten Saft mit Erdbeergeschmack. Doch den hat Philip schon ausgetrunken. Philip mag auch roten Saft lieber. Jetzt gibt es nur noch gelben Saft.

Ich kann einen Trick mit dem gelben Saft. Ich halte das Glas mit beiden Händen fest. So ist die Farbe nicht zu sehen. Und trinke mit einem Strohhalm, dann schmeckt der Saft im Mund fast wie roter. Gestreifte Strohhalme finde ich am schönsten.

Solange ein Baby im Bauch seiner Mutter ist, bekommt es seine Nahrung durch die Nabelschnur. Das eine Ende sitzt in der Gebärmutter, das andere Ende ist mit dem Nabel des Babys verbunden. Es ist also wichtig, daß eine Mutter sich gesund ernährt, wenn sie ein Baby erwartet. Dann bekommt das Baby durch die Nabelschnur auch gesunde Nahrung. Die Nabelschnur ist ziemlich lang, damit das Baby sich richtig bewegen kann.

6 bis 7 Wochen, 20 mm

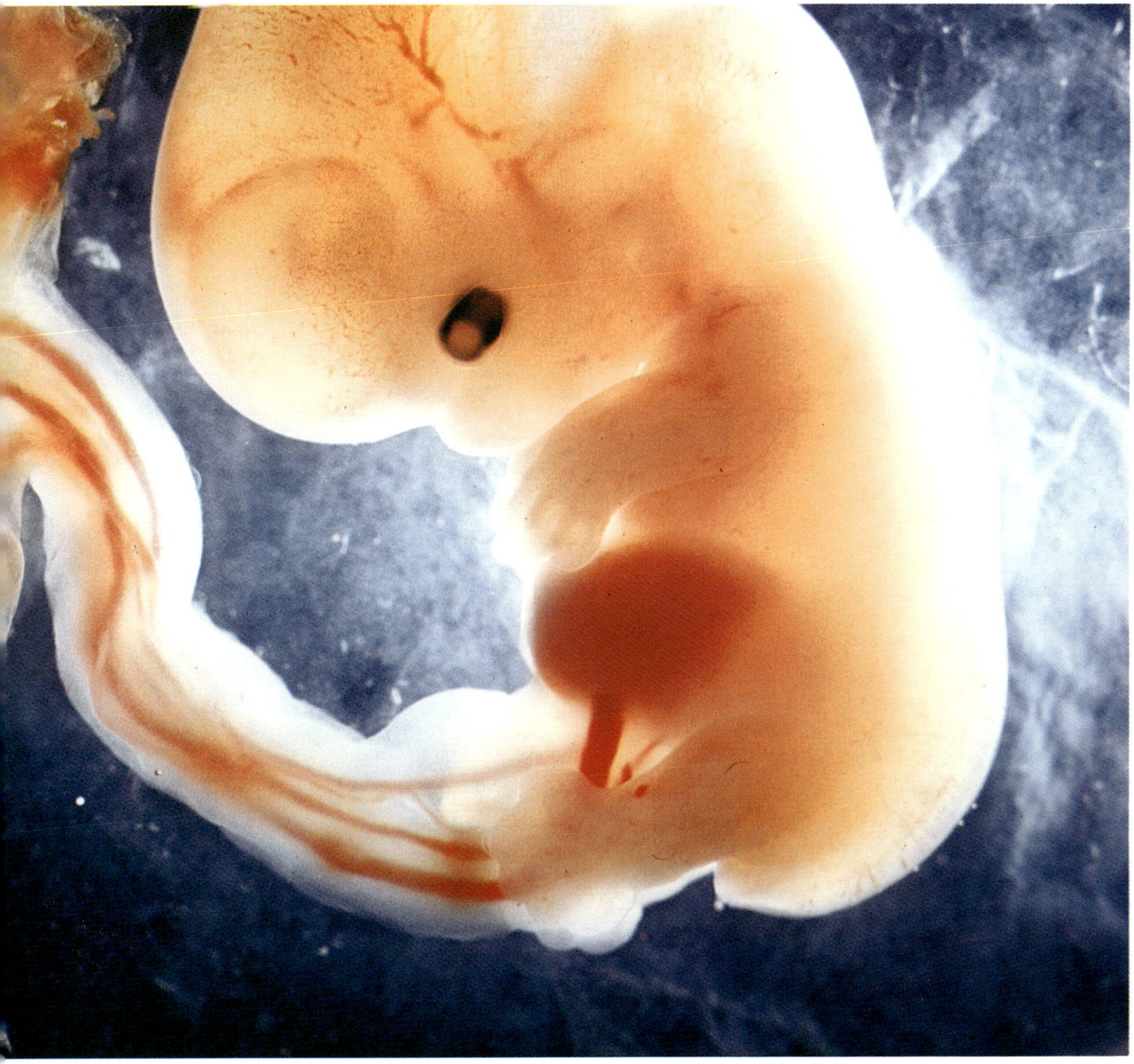

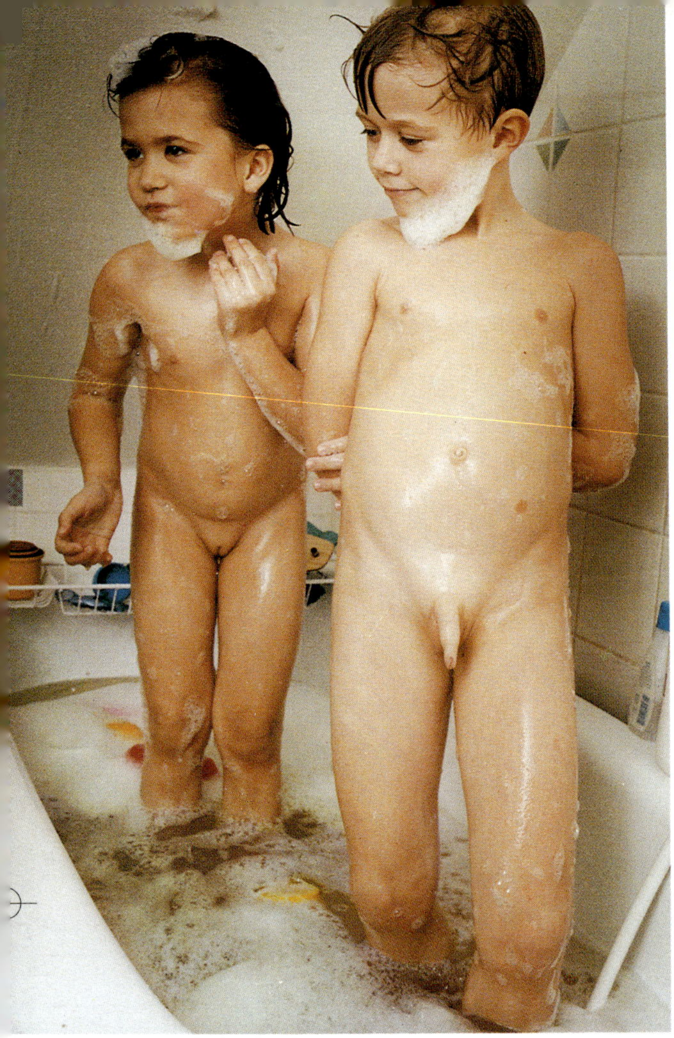

Manchmal nehmen Philip und ich ein Bad mit viel Schaum. Wir spielen, daß wir weiße Bärte haben, und machen uns auch Hüte aus Schaum. Dann gehen wir in der Badewanne auf und ab, schneller und immer schneller, bis wir umfallen.

Es macht riesigen Spaß, mit Philip in der Badewanne zu spielen. Viel mehr Spaß, als sich nur so zu waschen.

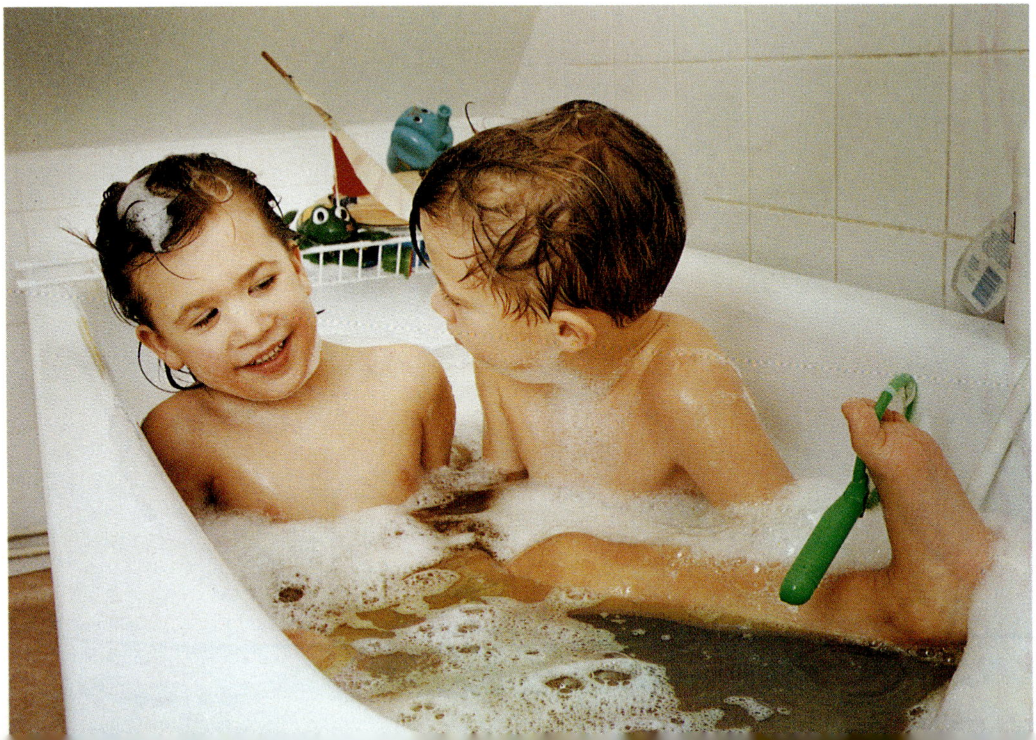

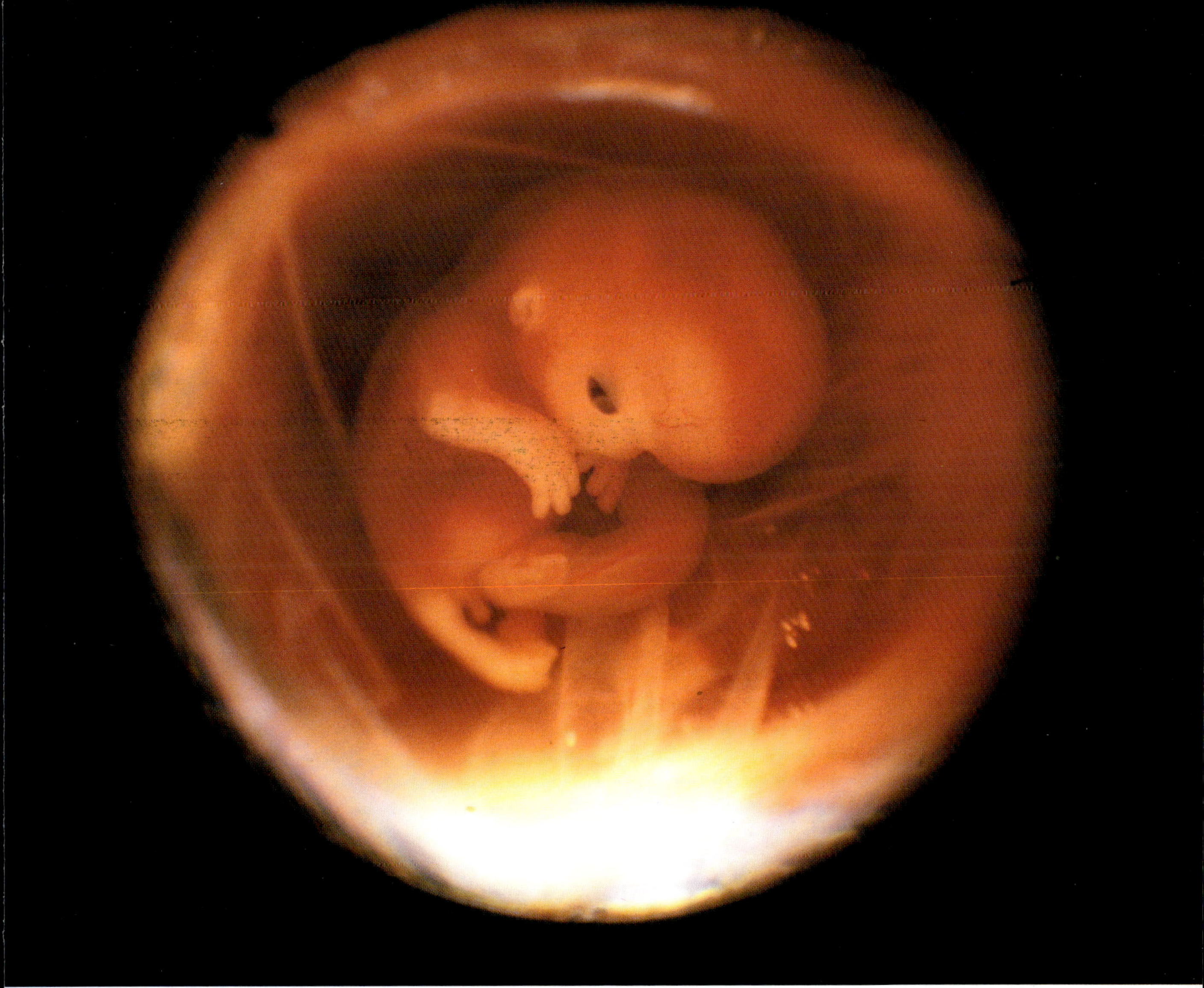

8 Wochen, 25 mm

Das Spermium ist entscheidend, ob das Baby ein Mädchen oder ein Junge wird. Es gibt Mädchenspermien und Jungenspermien, aber nur ein Ei.

Anfangs ist kein Unterschied an dem Baby in der Gebärmutter zu erkennen. Erst allmählich bekommt ein Mädchen eine Scheide und ein Junge einen Pimmel. Schon lange bevor das Baby geboren wird, können die Ärzte feststellen, ob es ein Junge oder ein Mädchen wird. Aber die meisten Familien lassen sich überraschen. Wir auch.

Ich hab einen Freund, der heißt Hannes. Er geht in denselben Kindergarten wie ich, und wir müssen immer viel miteinander lachen. Wir sind richtige Kichererbsen, sagt unsere Kindergärtnerin.

Hannes hat braune Augen, schwarzes Haar und braune Haut, genau wie seine Mama und sein Papa. Ich hab braune Augen, dunkelblondes Haar und eine weiße Haut, wie meine Mama. Aber mein Papa hat schwarzes Haar, und Philips Haar ist ganz hell.

Im Sommer werde ich fast so braun wie Hannes. Und mein Haar wird heller.

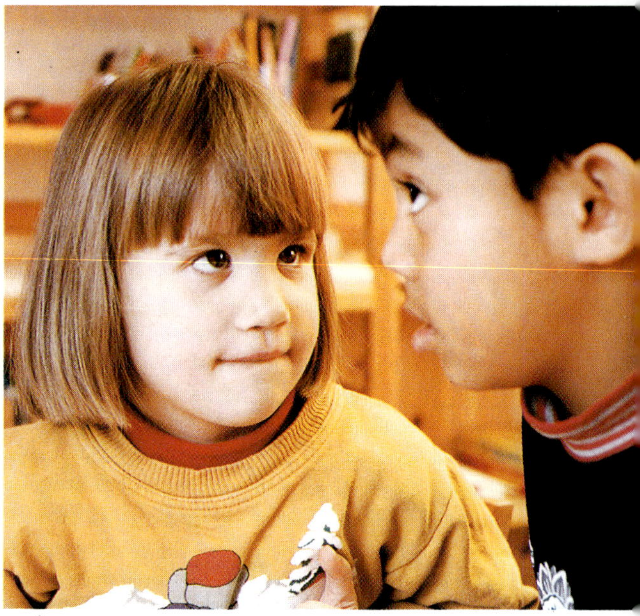

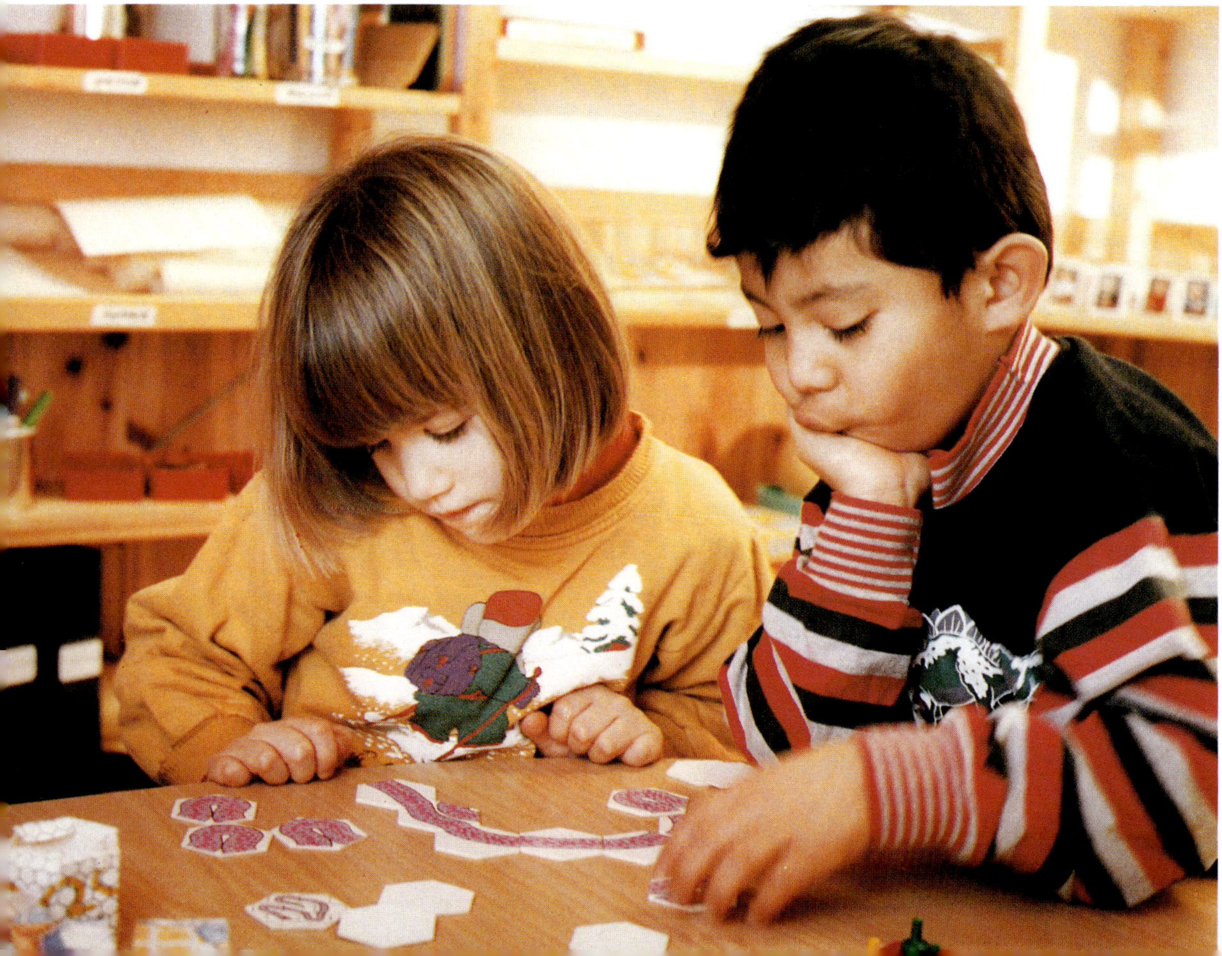

Ein Kind sieht immer seinen Eltern ähnlich. Dem Vater, von dem das Spermium kommt, und der Mutter, von der das Ei kommt. Das Aussehen hängt von den Erbanlagen ab, die Hautfarbe, Augenfarbe, Haarfarbe und all das bestimmen. Und die Erbanlagen sind im Spermium und im Ei enthalten.

Aber auch ein adoptiertes Kind wird seinen Adoptiveltern ähnlich: Sie bringen dem Kind ihre Sprache, ihre Gewohnheiten und ihre Art zu leben bei.

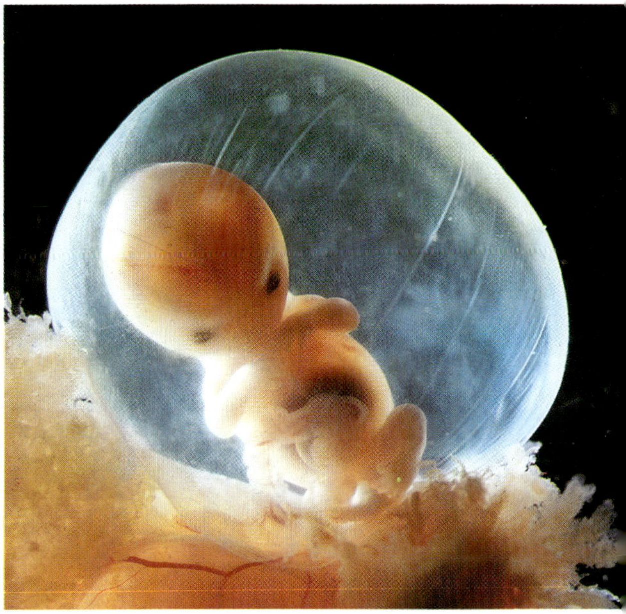

9 Wochen, 30 mm

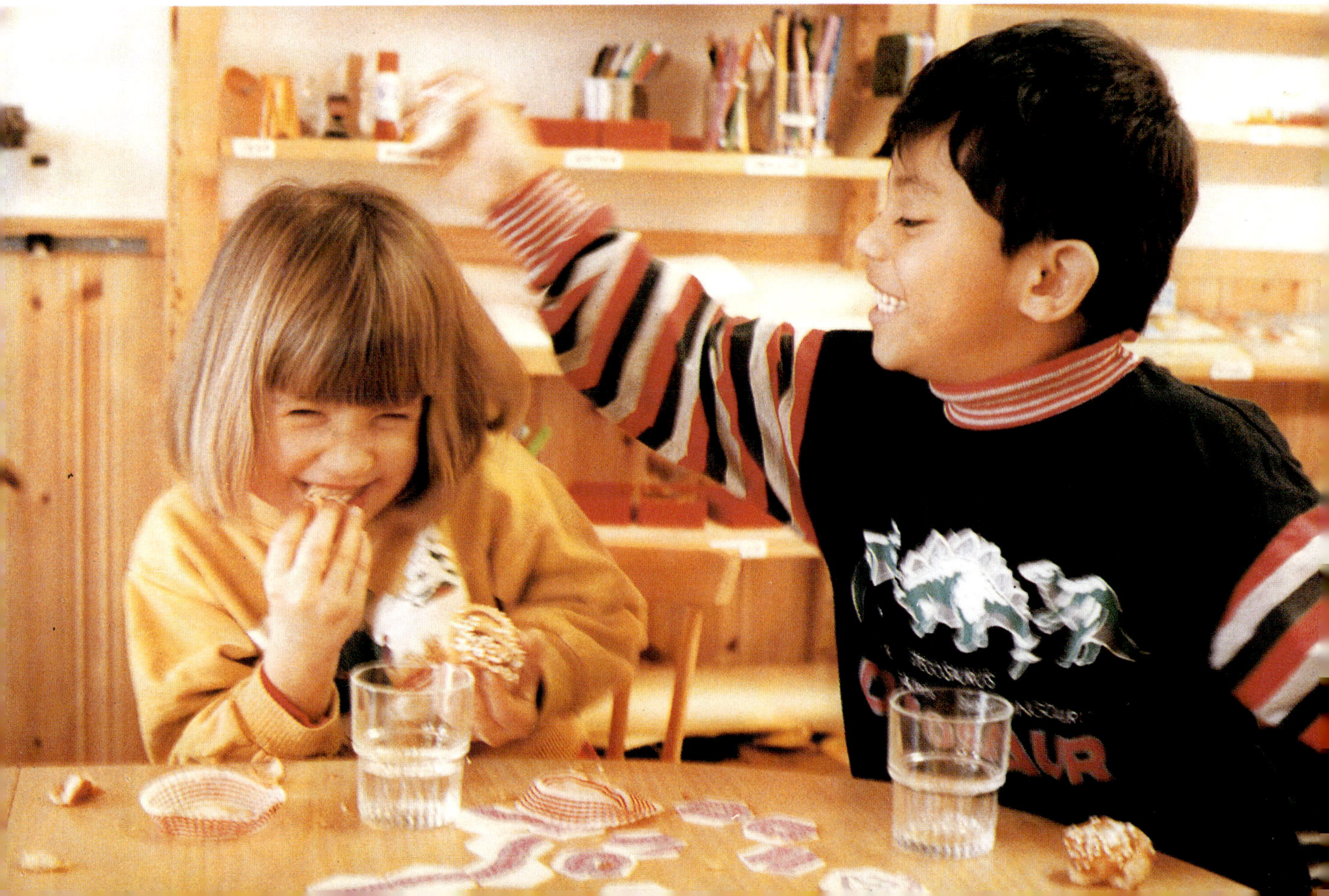

Tief drinnen in Mamas Bauch ist es ruhig und schön. Anfangs ist die Gebärmutter nur so groß wie eine Birne, aber sie wird größer, wenn das Baby wächst. Die Wände sind weich, und das Baby schwimmt in Wasser, das so warm ist wie die Haut auf deinem eigenen warmen Bauch.

Das Wasser ist ein bißchen salzig, es wird Fruchtwasser genannt. Es schützt das Baby, wenn die Mama sich mal stößt. Außerdem dehnt es die Gebärmutter, damit sich das Baby leichter bewegen kann.

Je größer das Baby wird, um so mehr Fruchtwasser braucht es. Wenn das Baby auf die Welt kommt, ist es etwa ein Liter.

Noch ist das Baby nicht fertig, um geboren zu werden. Das ist deutlich zu erkennen. Aber die Hände haben kleine Finger und die Füße kleine Zehen bekommen. Jetzt wachsen die Ohren.

10 bis 11 Wochen, 35mm (vom Kopf bis zum Po)

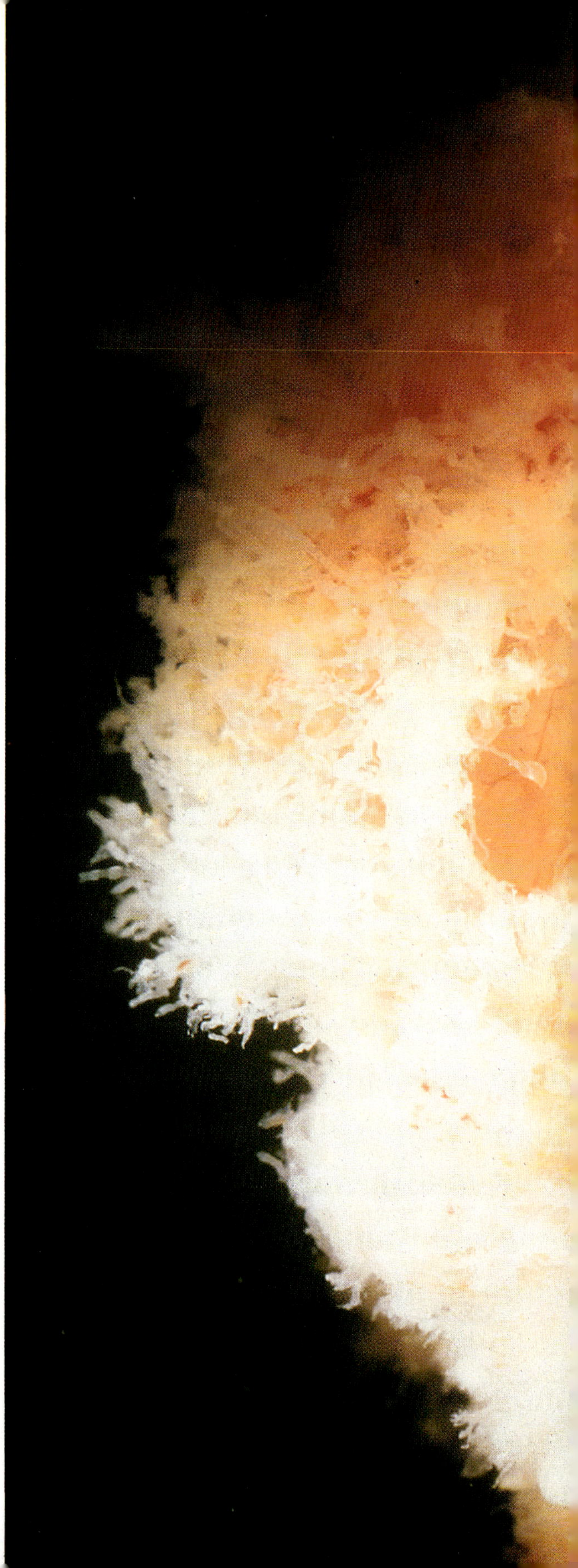

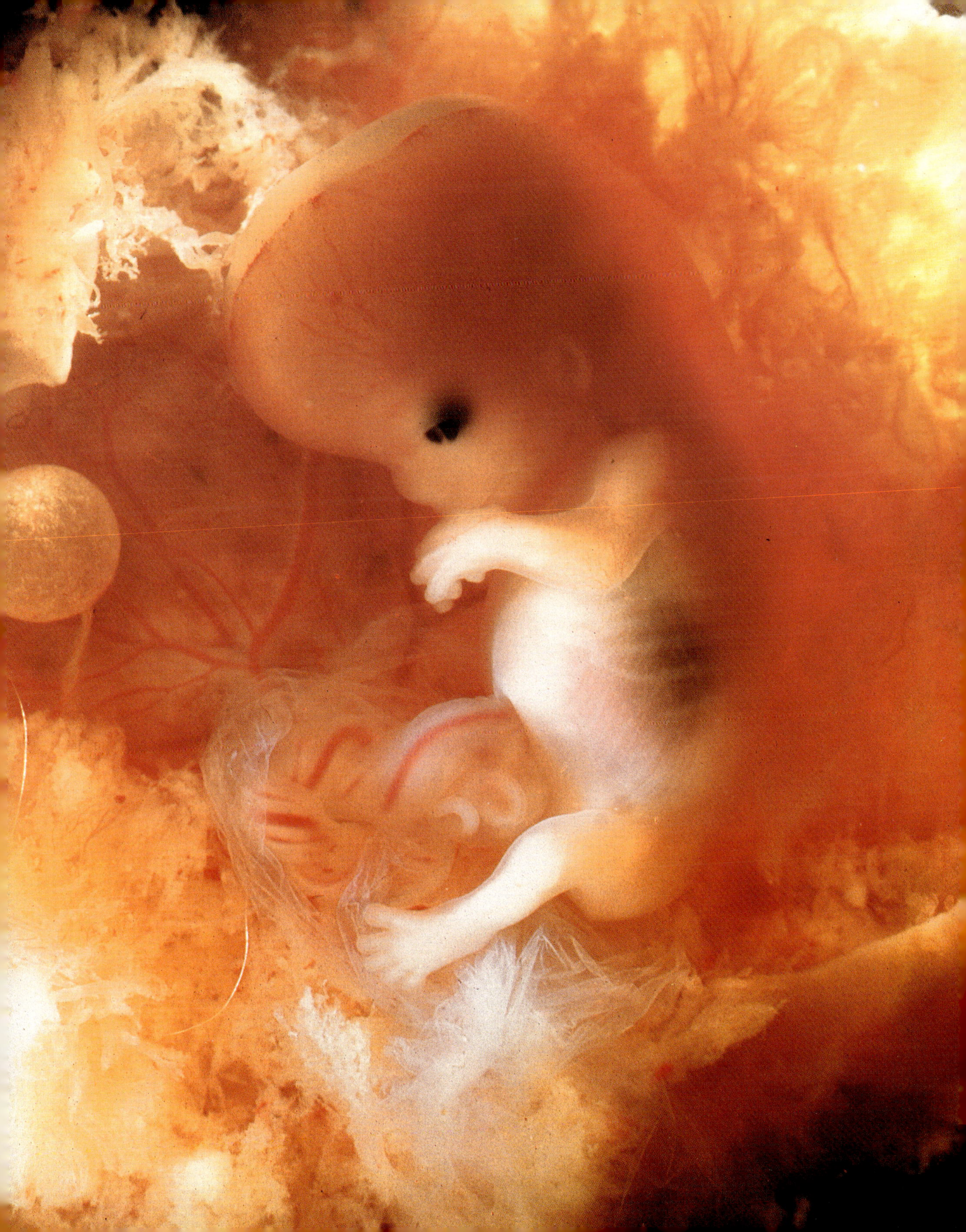

Manchmal gehen Philip und ich zum Kinderarzt. Er untersucht, ob wir gesund sind und ordentlich wachsen. Mama geht zum Frauenarzt. Der untersucht, ob es der Mama und dem Baby gutgeht. Ich hab unser Baby schon auf einem Fernsehschirm gesehen, obwohl es noch im Bauch ist.

Das Bild war ziemlich veschwommen, und ich konnte nicht erkennen, ob es eine Schwester oder ein Bruder ist. Wahrscheinlich war die Antenne im Bauch nicht in Ordnung.

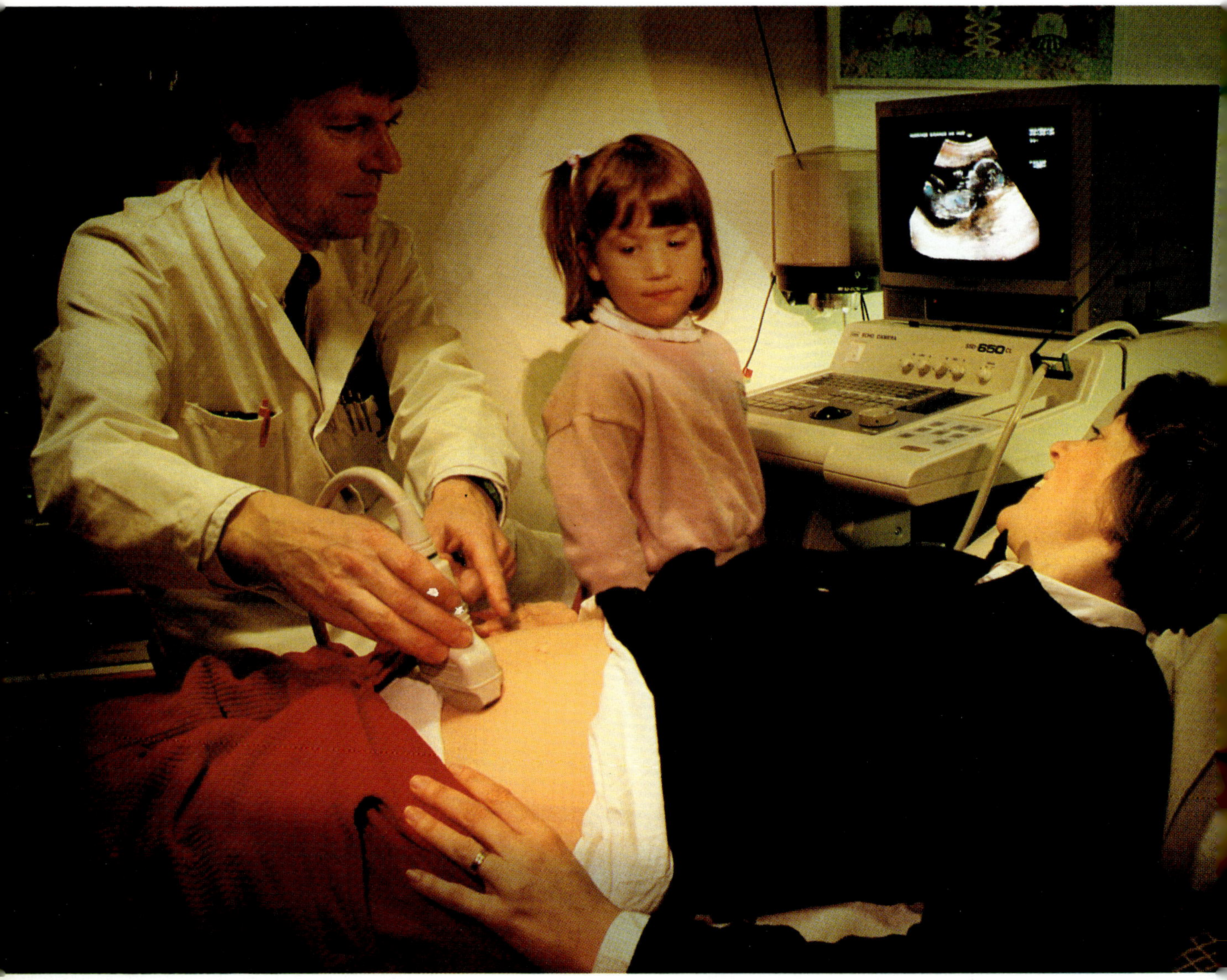

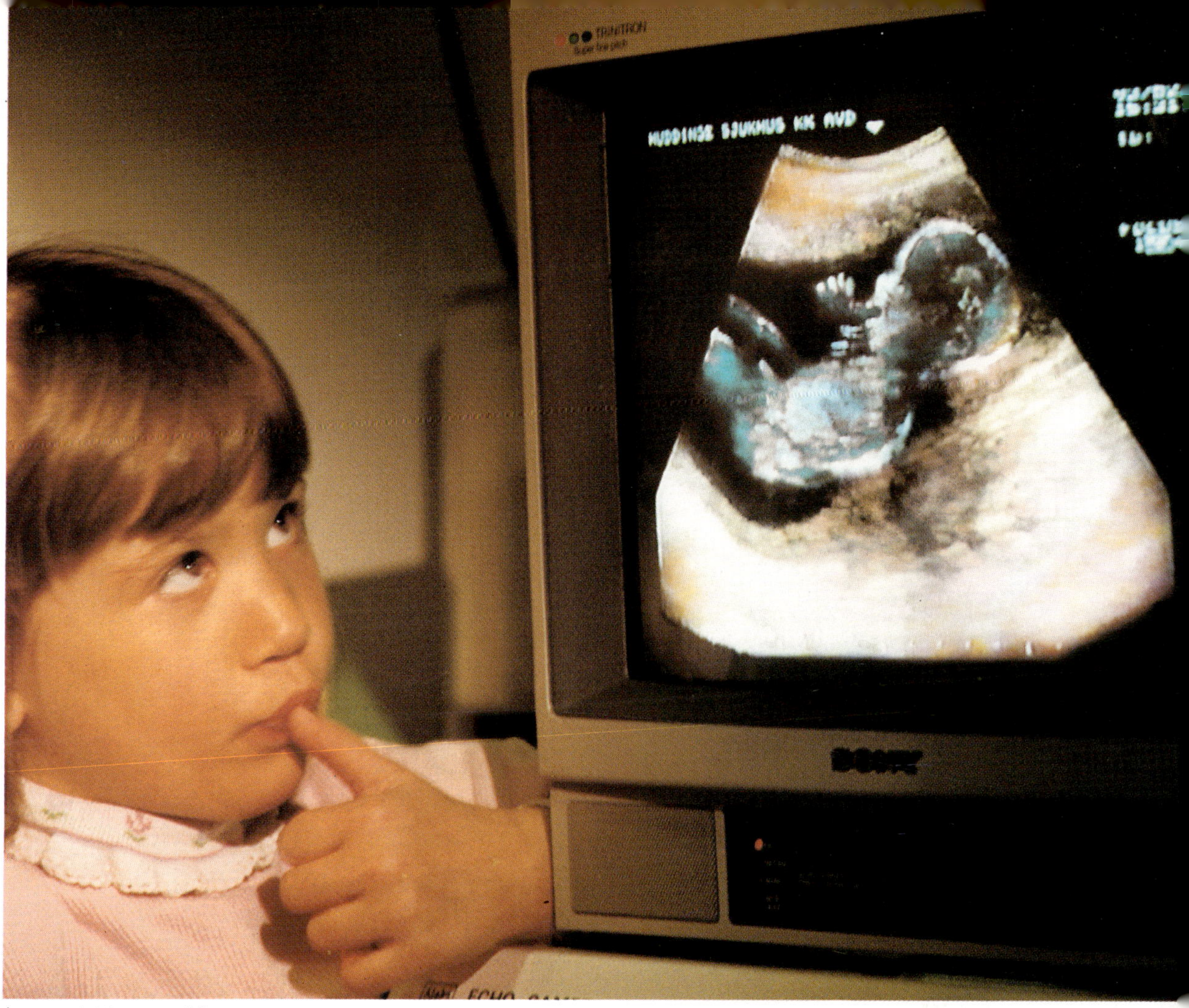

knapp 4 Monate, 13 cm

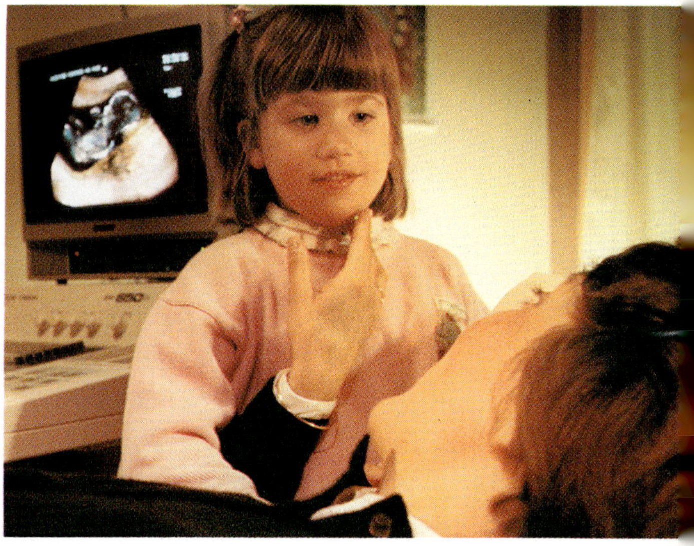

Wenn der Arzt das Baby im Bauch untersucht, nennt man das Ultraschalluntersuchung. Die Arme und Beine sind auf dem Bildschirm zu erkennen, und wie groß der Kopf des Babys geworden ist. Ob Mama mehr Kinder als eins erwartet, sieht man auch.

Zuerst reibt der Arzt Mamas Bauch mit ein bißchen Öl ein, damit er glatt wird. Wenn der Arzt dann einen Sender über Mamas Bauch gleiten läßt, ist das Baby zu sehen.

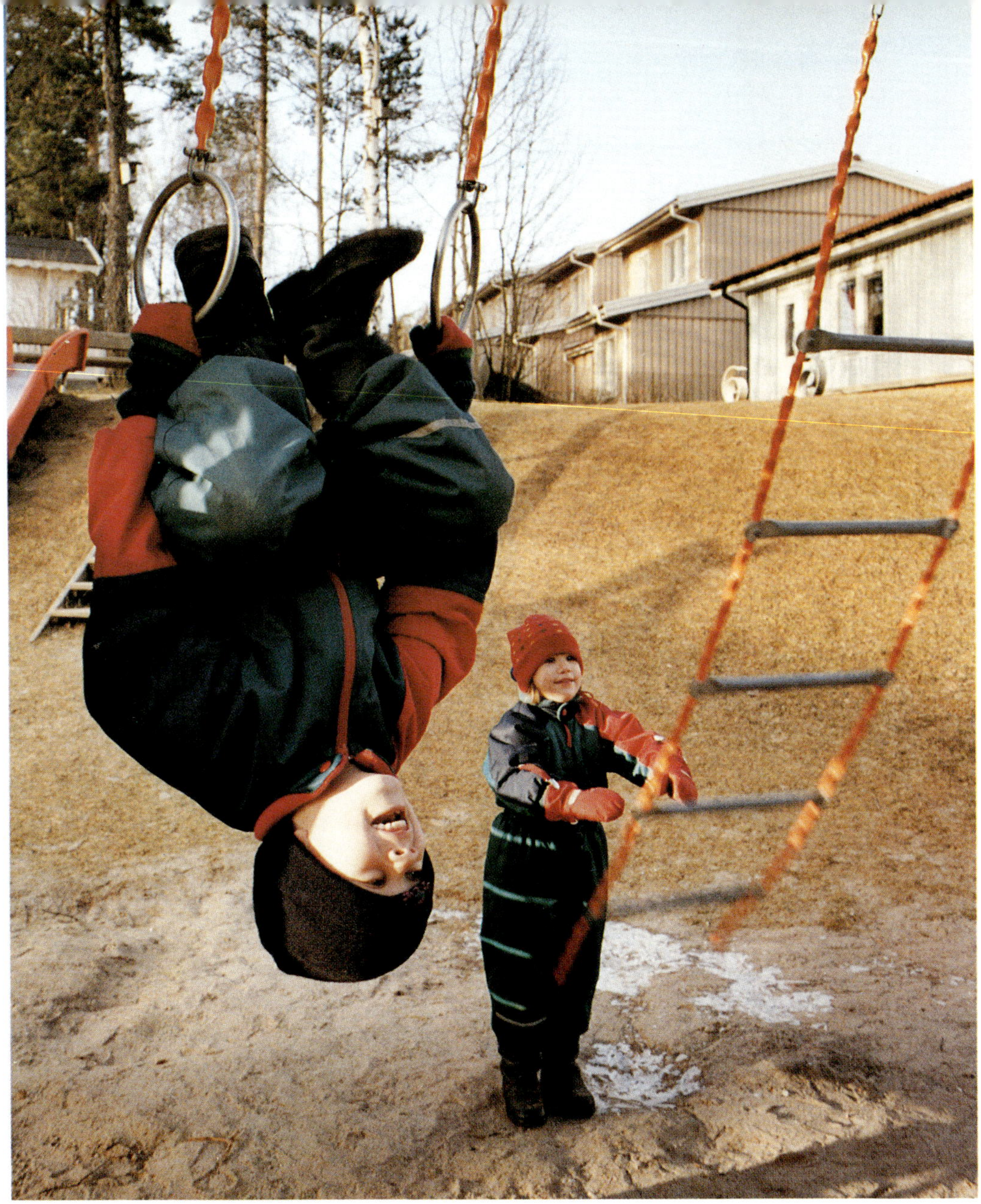

Philip kann prima klettern. Er traut sich, ganz hoch hinaufzuklettern. Wenn wir auf dem Spielplatz spielen, ist er immer da, wo es am höchsten ist. Oder er hängt an der Schaukel mit dem Kopf nach unten.

Ich kann auch gut klettern, aber noch lieber schaukle ich. Meinem Kopf gefällt es viel besser, wenn er oben ist, und meine Füße mögen es, wenn sie unten sind.

4 Monate, 16 cm

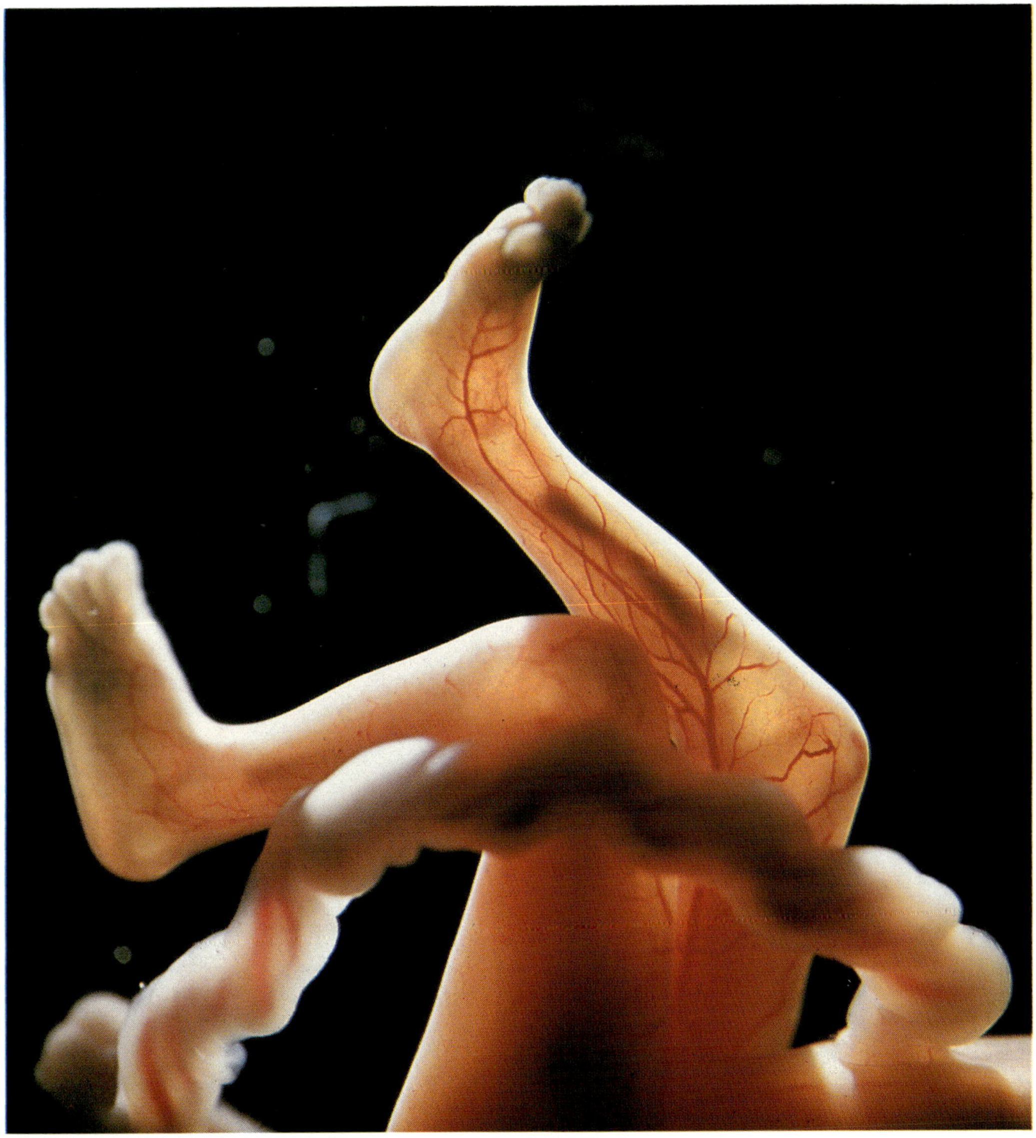

Das Skelett des Babys ist noch nicht fertig. Auf dem Bild sieht man, daß die Knochen in den Beinen noch wachsen müssen: zu den Knien hinauf und zu den Füßen hinunter.

Im Bauch der Mutter hat das Baby viel weichere Knochen als Kinder, die schon klettern und laufen können. Es ist gut, daß auch der Kopf ein bißchen weich ist, wenn es bei der Geburt durch die Scheide gepreßt wird.

Wenn das Baby auf der Welt ist, werden seine Knochen bald härter und stärker.

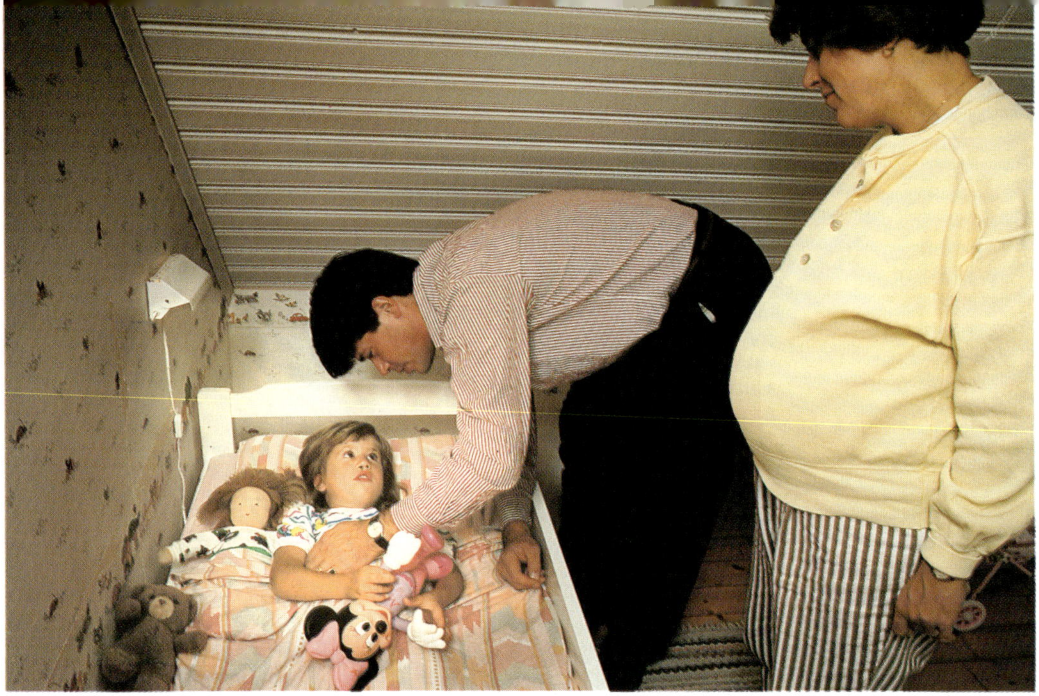

Vor dem Einschlafen mußte ich immer besonders an unser neues Kind denken. Wenn Papa mich zudeckte, tat mir das Baby leid, weil es von niemandem zugedeckt wurde. »Es hat nicht mal ein paar Spielsachen da drinnen im Bauch«, sagte ich zu Papa. »Und keiner singt ihm ein Gute-Nacht-Lied vor.«

Papa meinte, daß das Baby sehr wohl Gute-Nacht-Lieder hören könne. Die hört es sanft und leise durch die Bauchwände. Das fand ich gut. Ob das Baby wohl einsam ist?

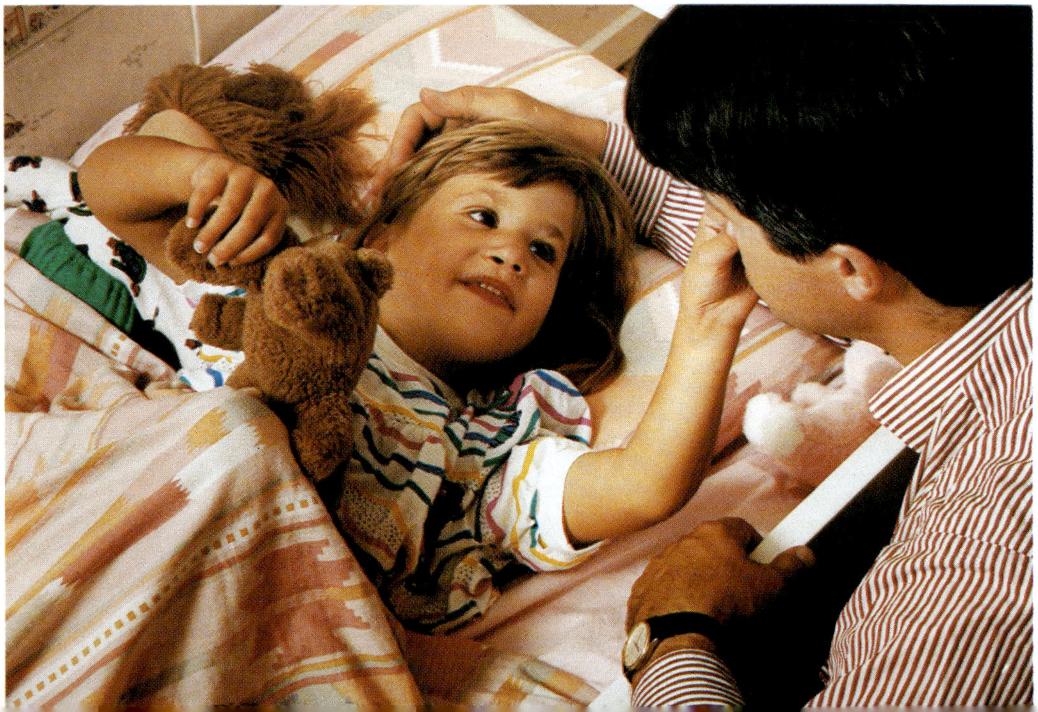

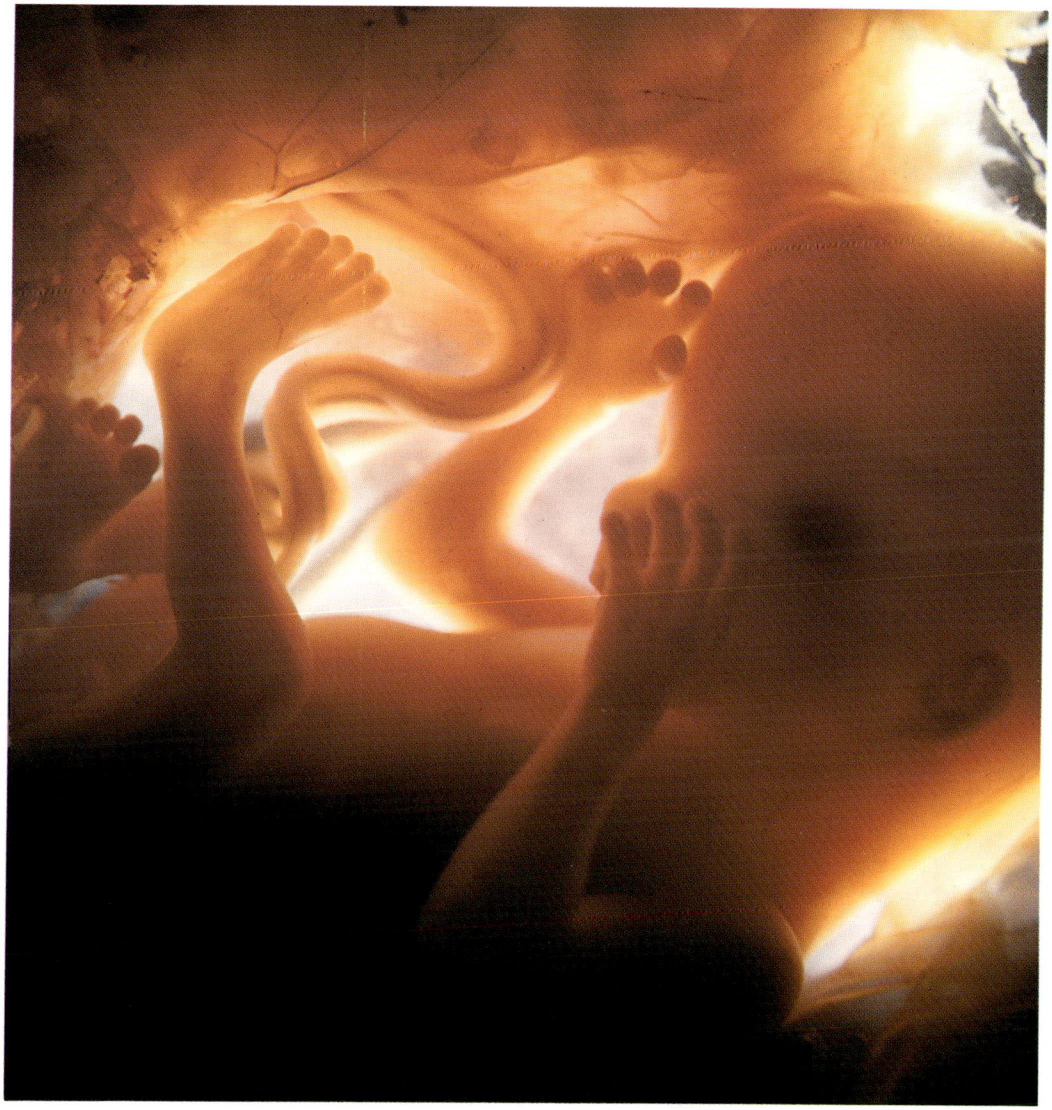

$4^1/_2$ Monate, 21 cm

In Mamas Bauch ist es niemals richtig still. In der weichen, warmen Dunkelheit hört das Baby, wie es in Mamas Magen gurgelt, wenn sie gegessen hat. Und die ganze Zeit hört das Baby das ruhige Klopfen von Mamas Herz. Manchmal dringen auch Stimmen durch die Bauchwände.

Wenn Mama hin und her geht, liegt das Baby wie in einer Wiege und wird in den Schlaf geschaukelt.

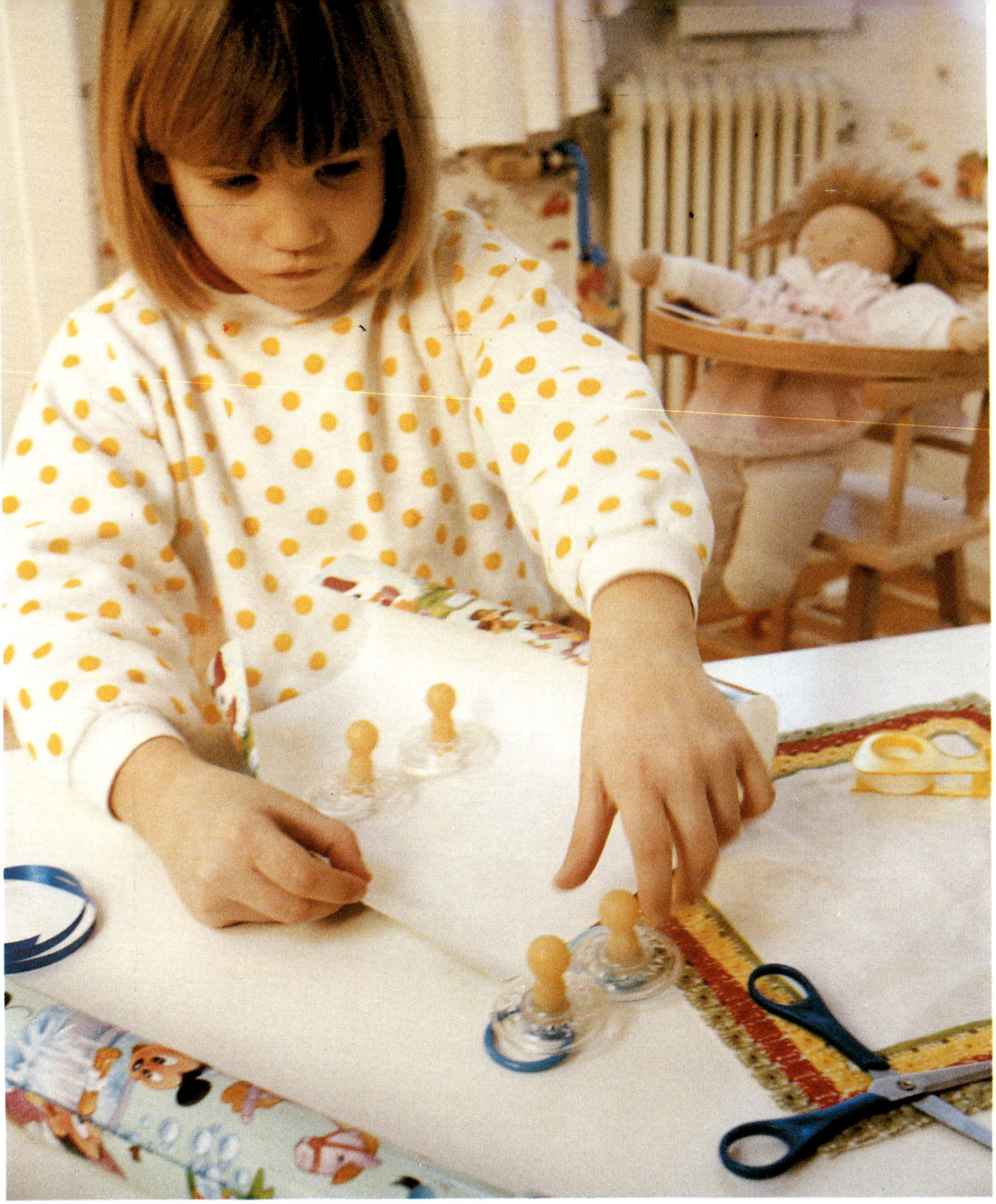

Ich habe etwas ganz Wichtiges entschieden. Das neue Baby soll meine Schnuller bekommen. Alle. Erst wollte ich sie Papa schenken, der sich darüber richtig freute. Da fragte ich ihn, was zuerst kommt, sein Geburtstag oder das Baby. Papa sagte, das Baby komme gaaaanz lange nach seinem Geburtstag. Da beschloß ich, daß das Baby die Schnuller haben sollte. Ratet mal, warum!

Ich verpackte sie in ein hübsches Papier mit Micky Maus darauf und verschnürte das Päckchen mit einem blauen Band.

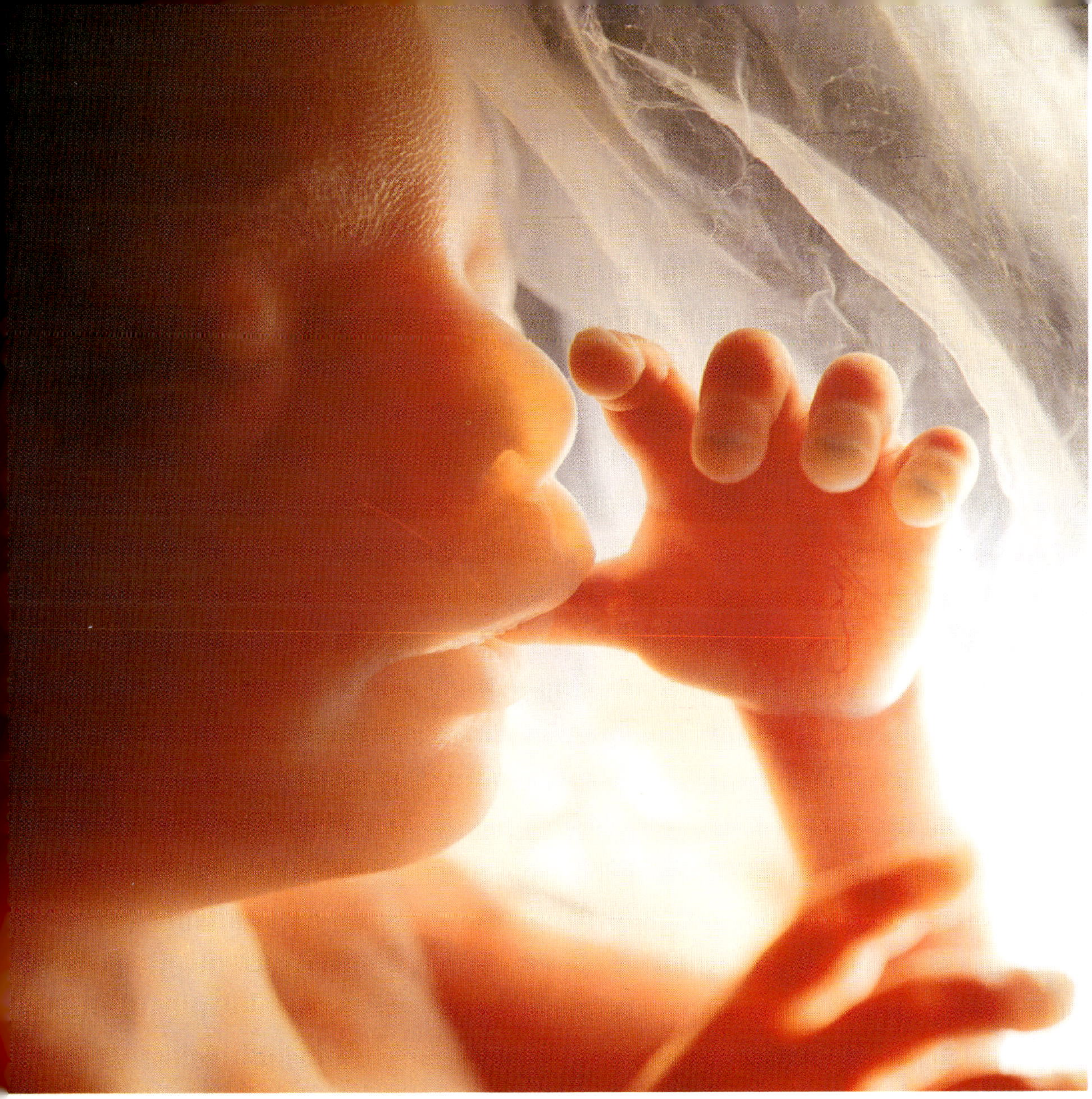

5 Monate, 25 cm

Sobald das Baby geboren ist, muß es zum Trinken an Mamas Brust saugen können. Deshalb übt es schon im Bauch das Daumenlutschen. Es wedelt mit den Händchen, und jedesmal, wenn es zufällig den Mund berührt, fängt der von alleine an zu saugen. Das nennt man Saugreflex. Das Baby saugt, ohne daß es ihm jemand gezeigt hat.

Wenn es draußen schon richtig warm ist, hab ich Geburtstag. Das ist gut, denn so können wir immer im Freien feiern. Diesmal gab es eine Torte mit Bonbons drauf. Ich hab geholfen, sie zu machen.

Wir spielten auch Sackhüpfen, und Papa paßte genau auf, wer als erster ins Ziel hüpfte.

Philip trug einen blauen Schlips, und ich hatte mein schönstes Kleid an, das mit dem großen Kragen. Philip mußte mir helfen, meine Geschenke auszupacken, so viele hab ich bekommen. Am besten hat mir die Barbiepuppe mit dem Prinzessinnenkleid gefallen.

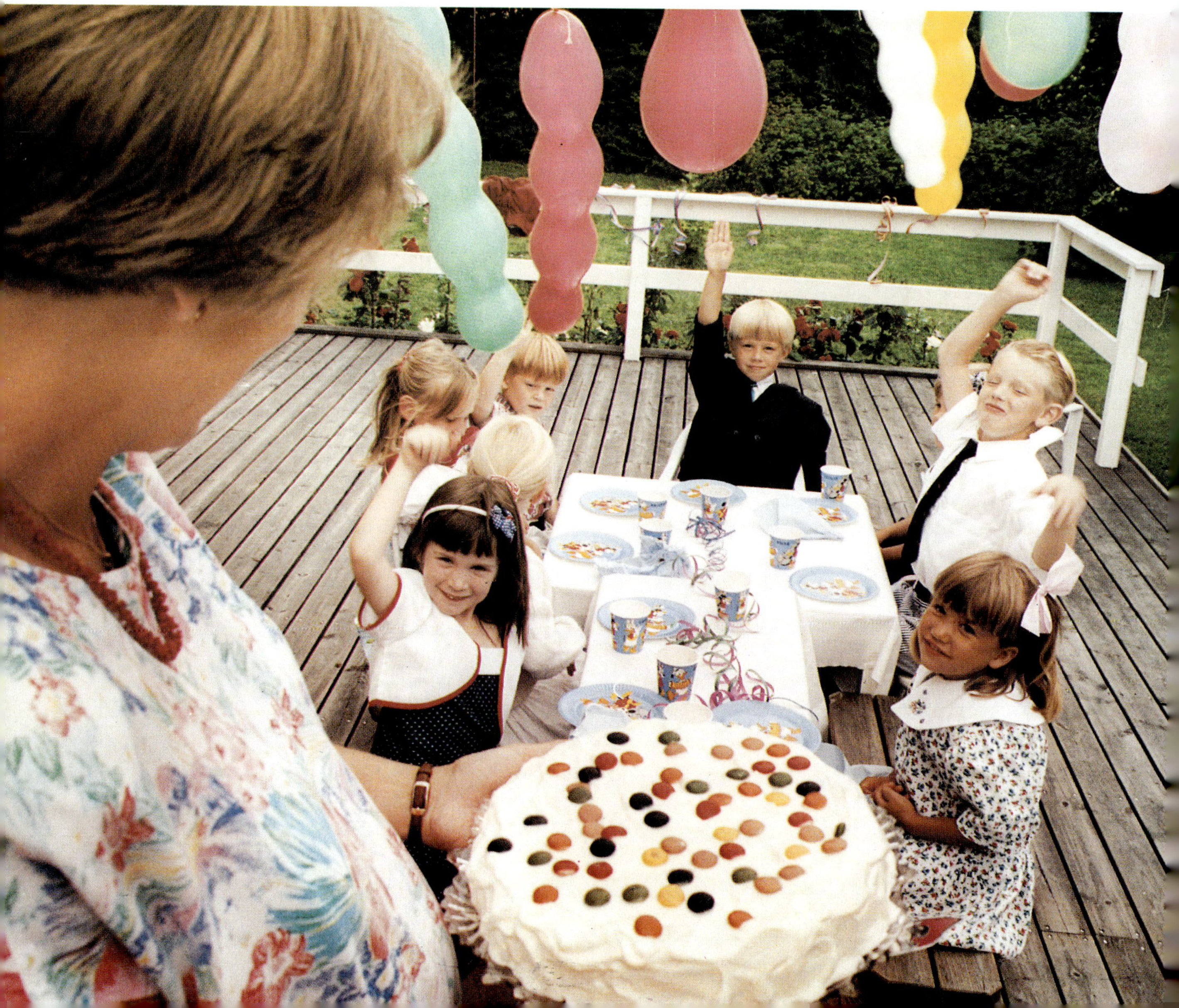

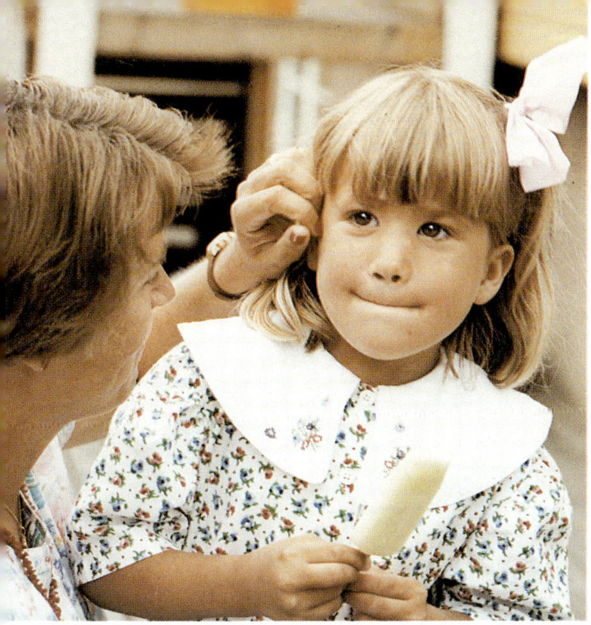
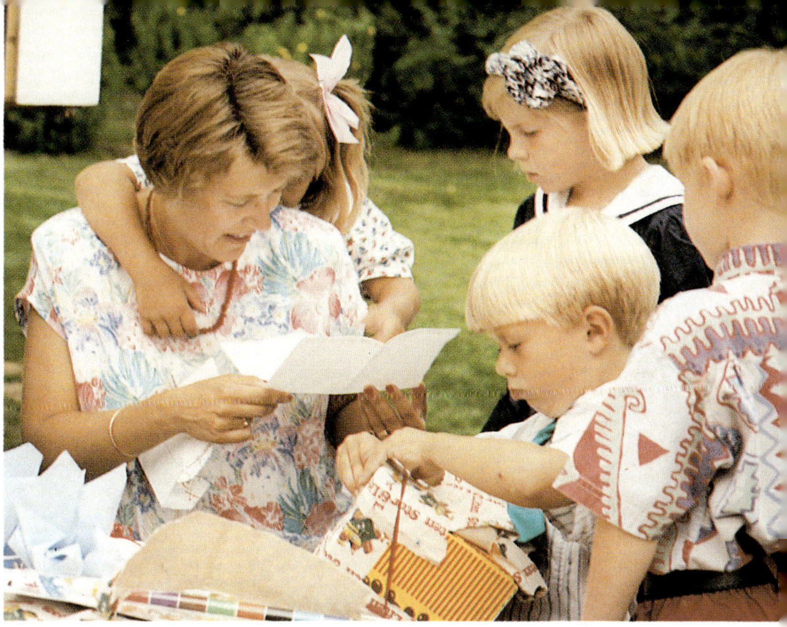
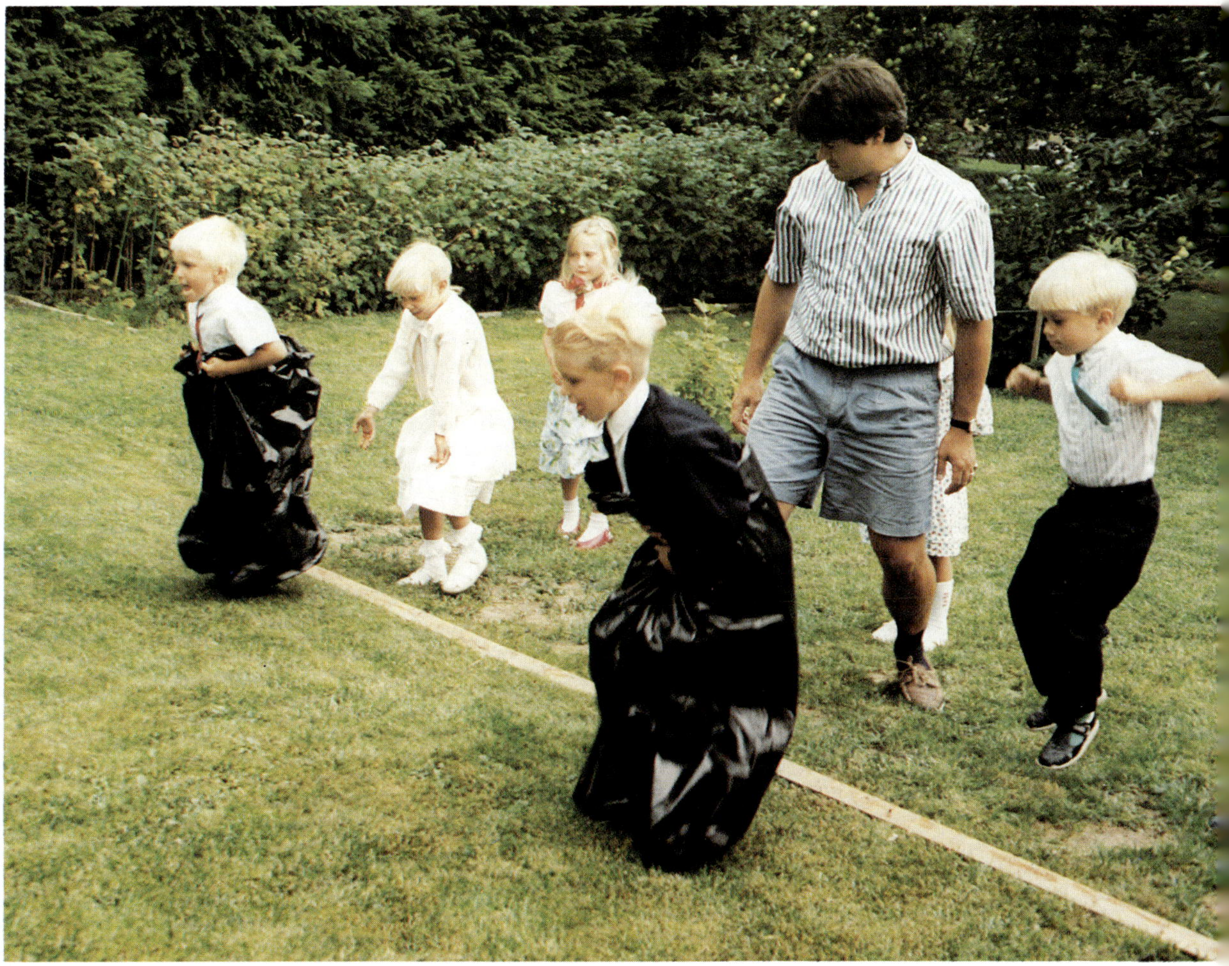

Luftballons aufblasen ist anstrengend. Da tun einem die Backen weh. Seifenblasen machen ist viel leichter, und sie fliegen so leicht und hübsch davon. Wenn sie platzen, macht es leise »plupp« – so leise, daß man es kaum hören kann. Man wird dann ein bißchen naß und klebrig, aber das macht nichts, auch wenn man sein schönstes Kleid anhat.

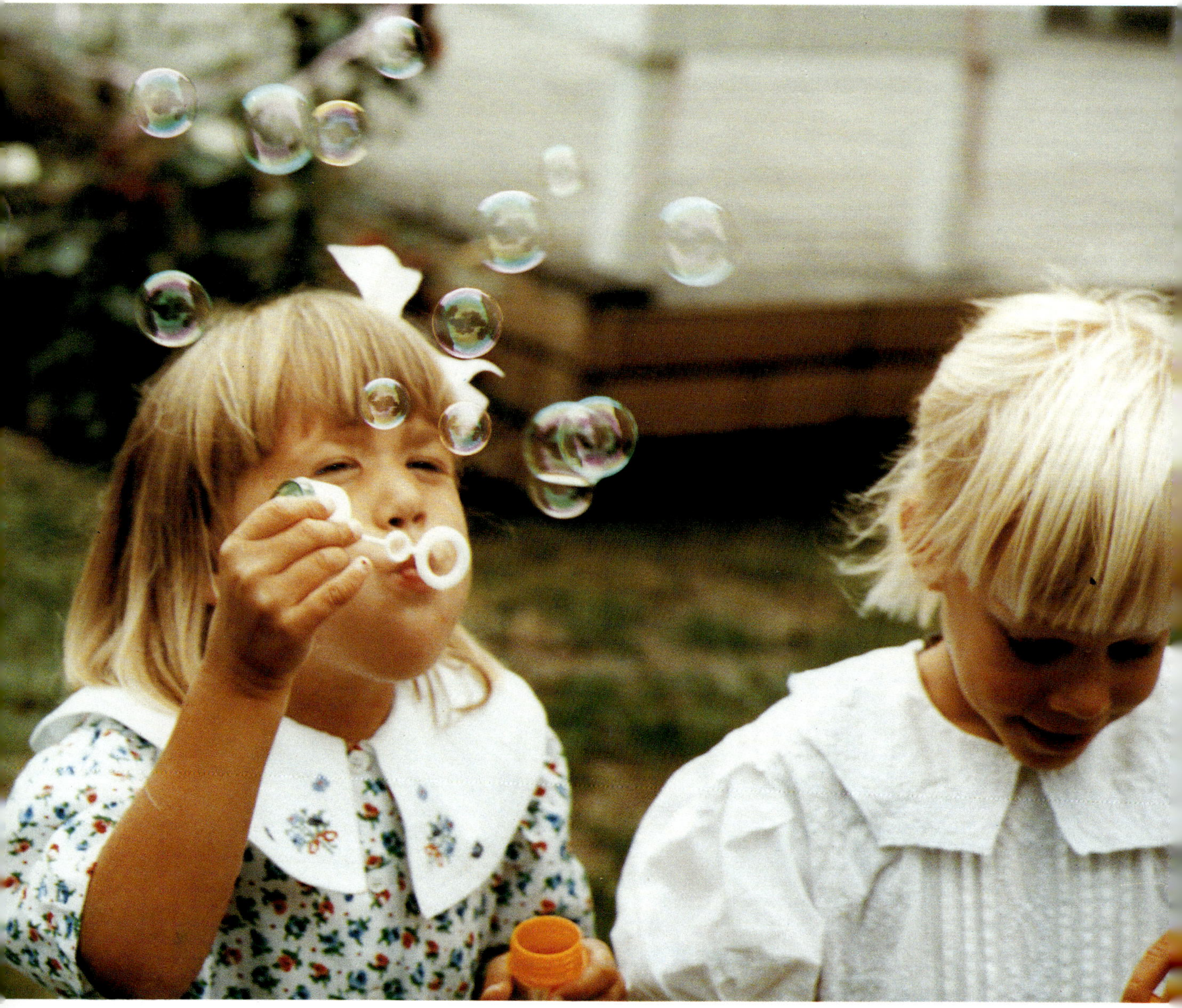

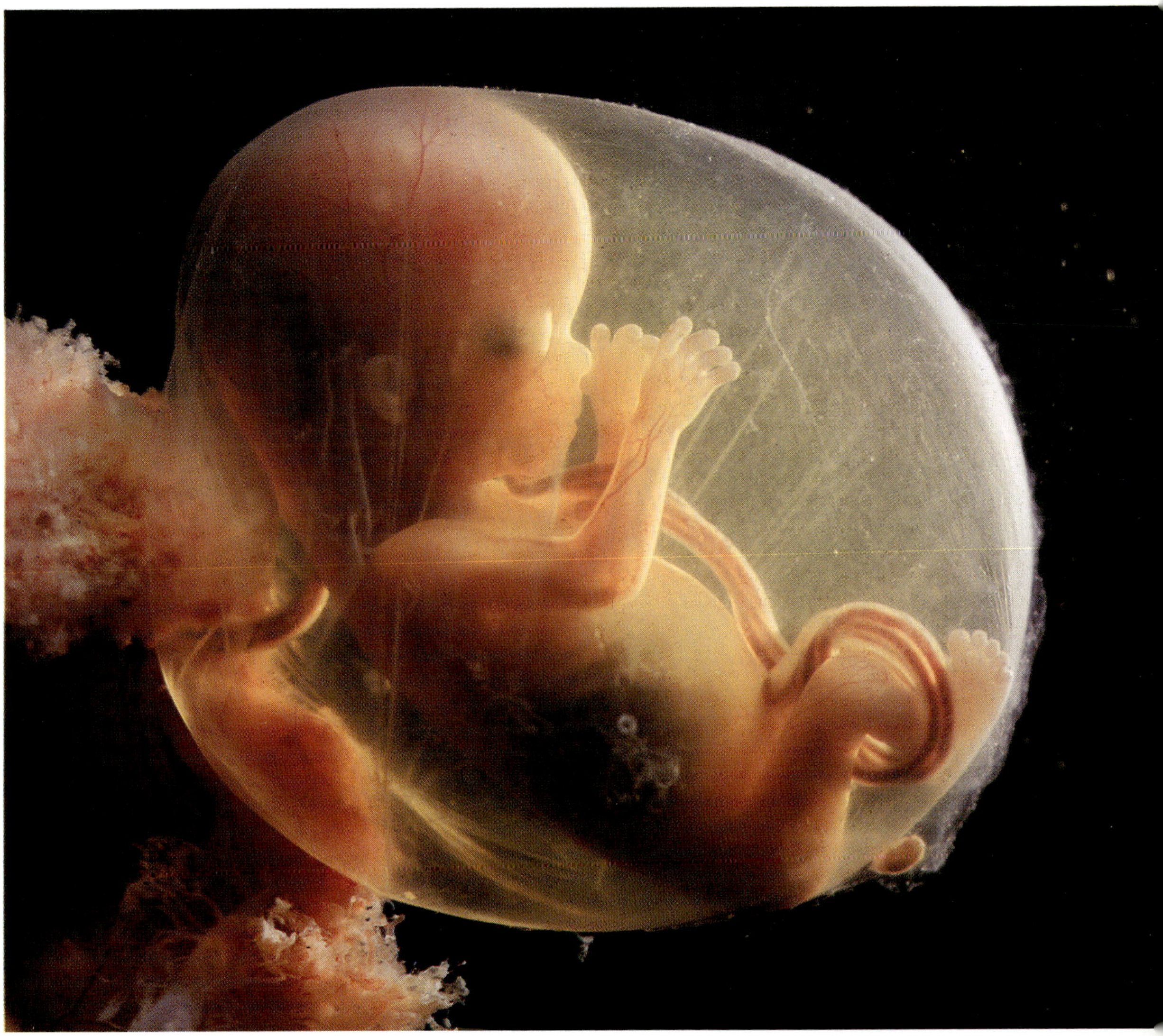

knapp 4 Monate, 13 cm

In der Gebärmutter liegt das Baby in einer kräftigen Blase. Sie heißt Fruchtblase und ist mit Fruchtwasser gefüllt. Bevor das Baby geboren wird, platzt die Blase und das Fruchtwasser läuft heraus. Die Blase ist sehr stark. Manchmal ist sie so fest, daß der Arzt dem Baby helfen muß, sie zu öffnen. Erst dann kann das Baby herauskommen.

Aber so weit ist es noch nicht. Schließlich dauert es ungefähr neun Monate, bis ein Baby fertig ist.

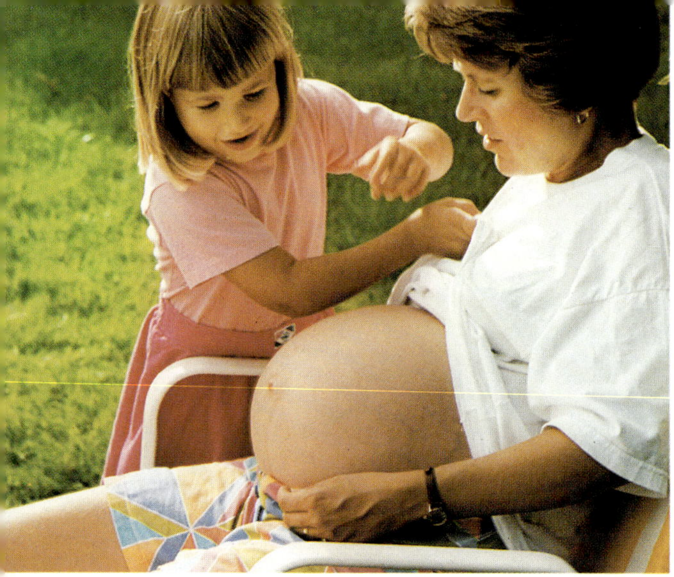

Das Baby strampelt! Philip und ich haben es selbst mit der Hand gespürt! Der Fuß fühlte sich wie ein kleiner Buckel an, und man konnte ihn auch sehen. Der Fuß zog sich zurück, als wir ihn ein bißchen drückten. Philip, Mama und ich versuchten zu raten, an welcher Stelle das Baby das nächste Mal strampeln würde.

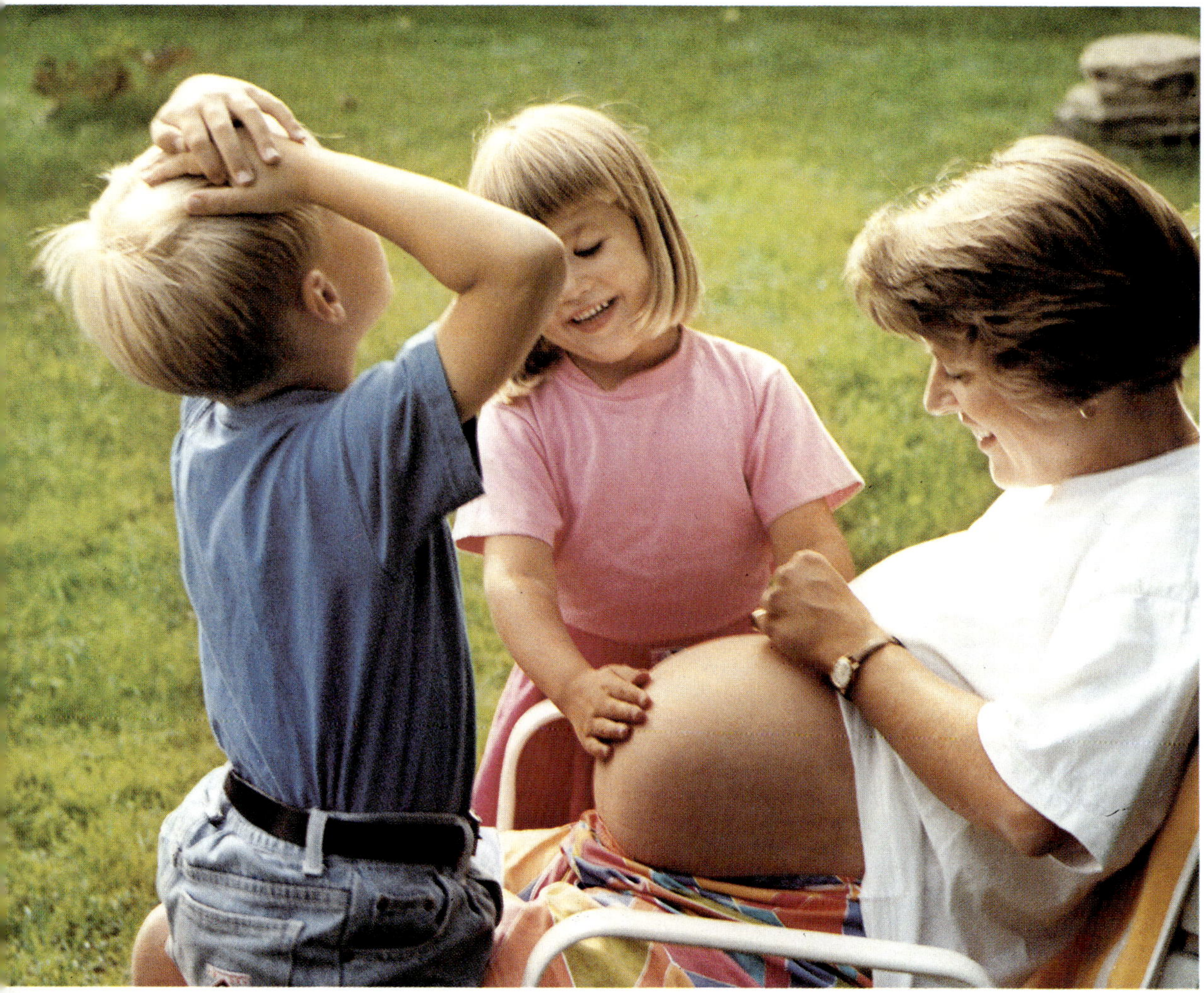

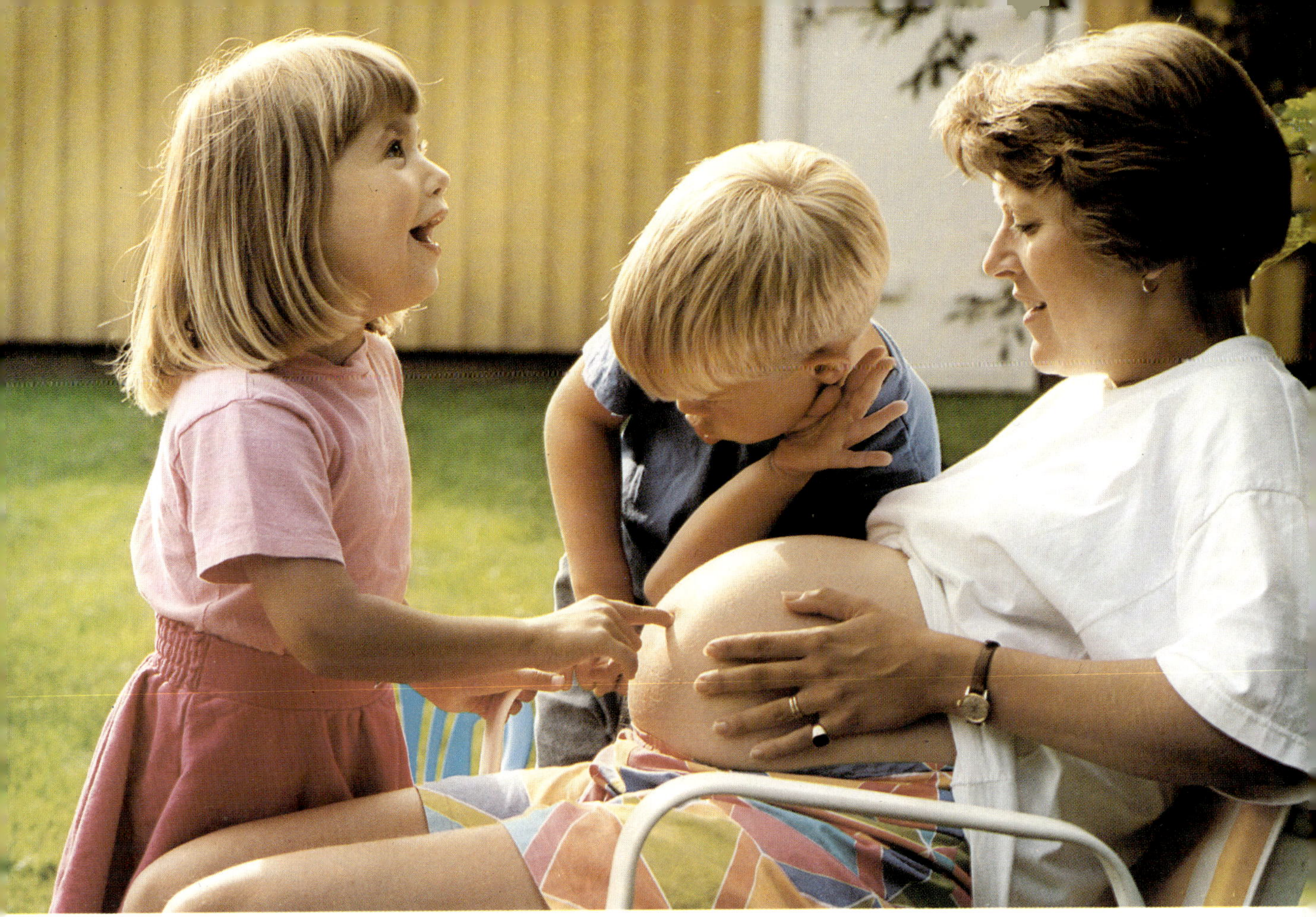

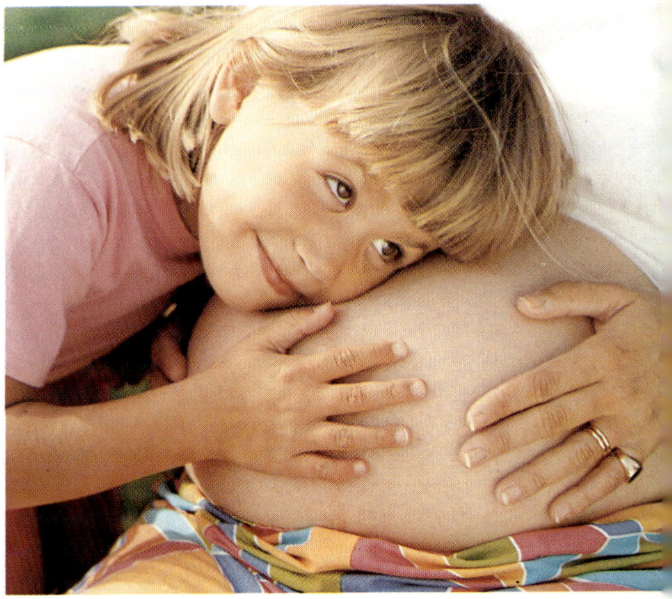

Nach einer Weile tauchte der kleine Buckel an einer anderen Stelle auf, aber nie dort, wo wir den Finger hinlegten.

Manchmal schwankte Mamas Bauch hin und her, so sehr bewegte sich das Baby. Und als ich mein Gesicht auf Mamas Bauch legte, boxte mich das Baby in die Backe.

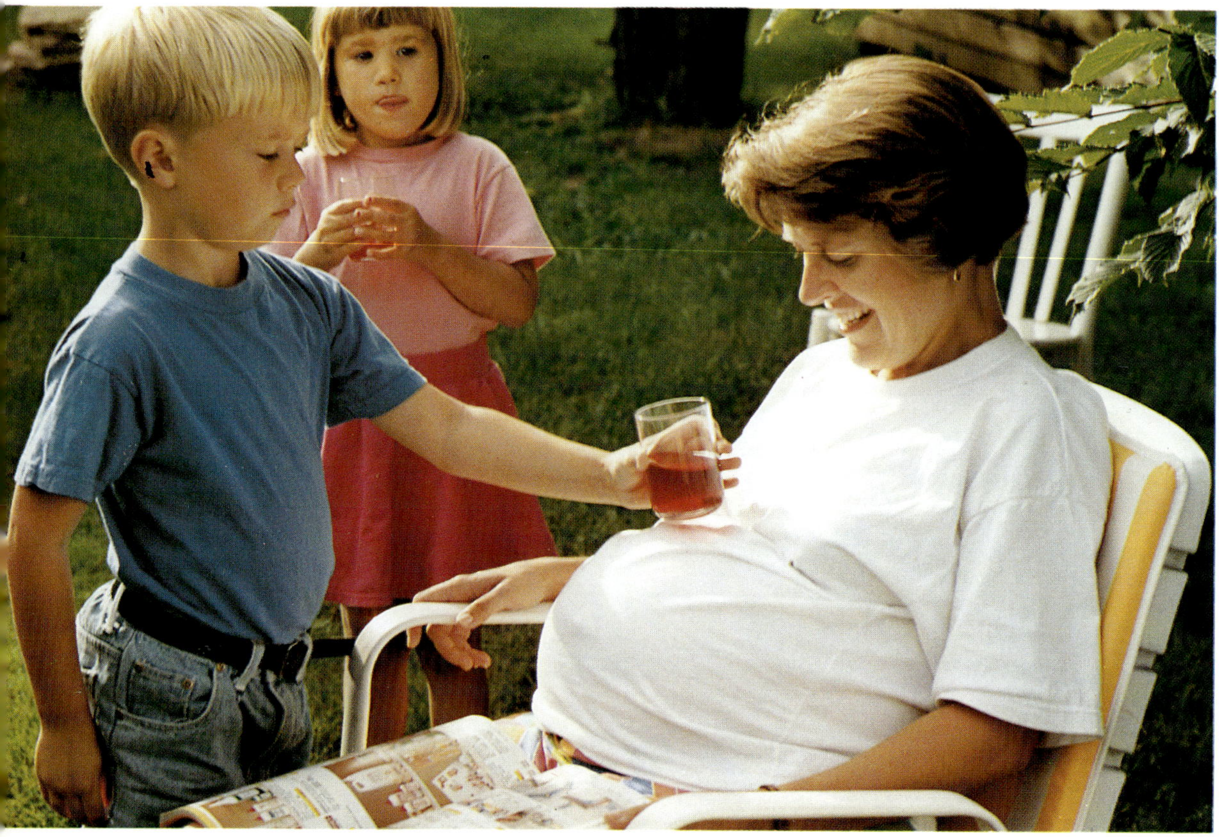

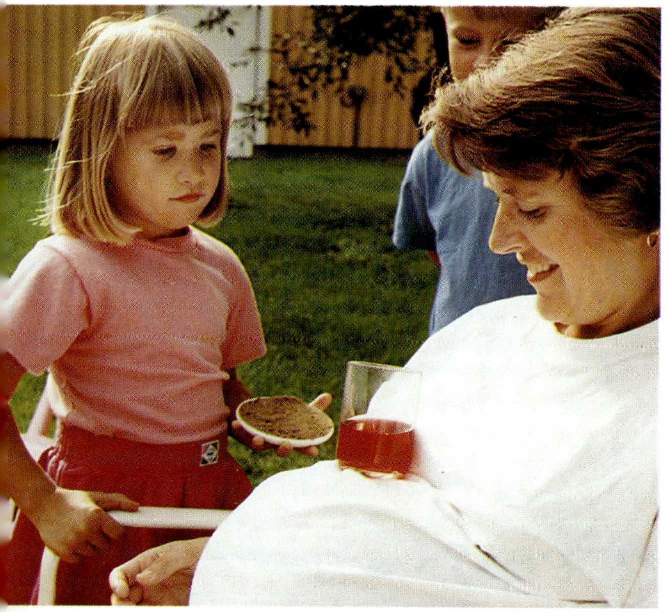

Philip kam auf die Idee, ein Saftglas auf Mamas Bauch zu stellen, um zu sehen, wie sehr das Baby strampelt. Es war sehr spannend. Wir warteten und warteten.

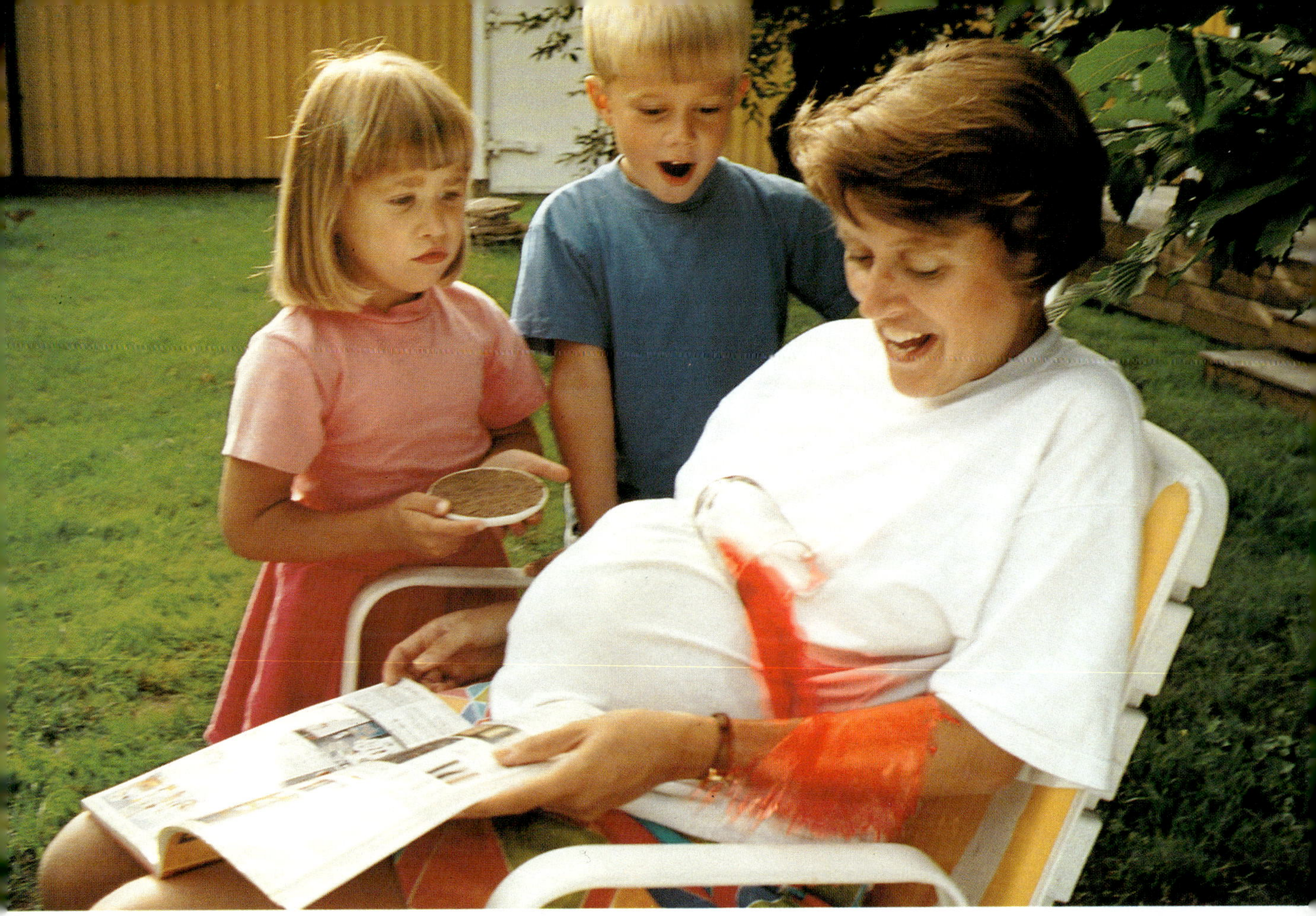

5 1/2 Monate, 30 cm

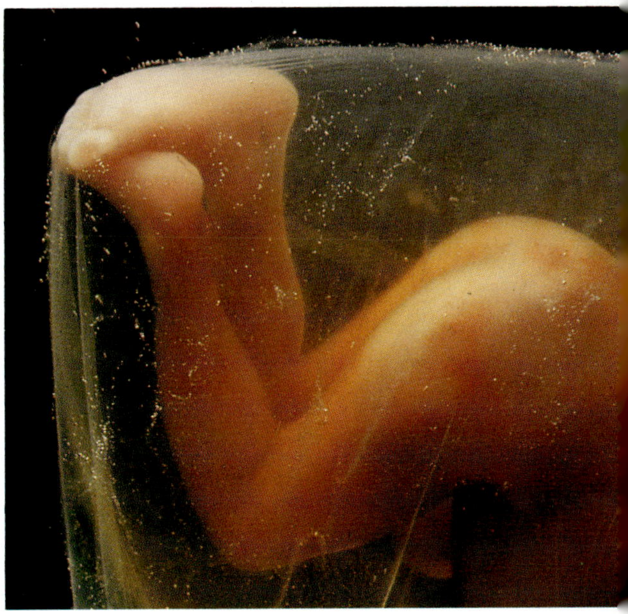

Und plötzlich kippte das Glas um! Das Baby hatte es ganz allein umgestoßen! Philip schrie laut hurra, aber ich fand das nicht so lustig, denn jetzt war Mamas T-Shirt voller Flecken. Doch Mama lachte nur. Sie wurde kein bißchen böse. »Man kann doch nicht auf jemanden böse sein, der noch nicht mal geboren ist«, sagte sie.

Mein Haar läßt sich gut kämmen, weil es nicht empfindlich ist. Ich kenne ein Mädchen, das weint immer, wenn seine Mama es kämmt. Ich hab gern verschiedene Frisuren. Am schönsten ist die mit einer Schleife. Oder mit Schwänzchen.

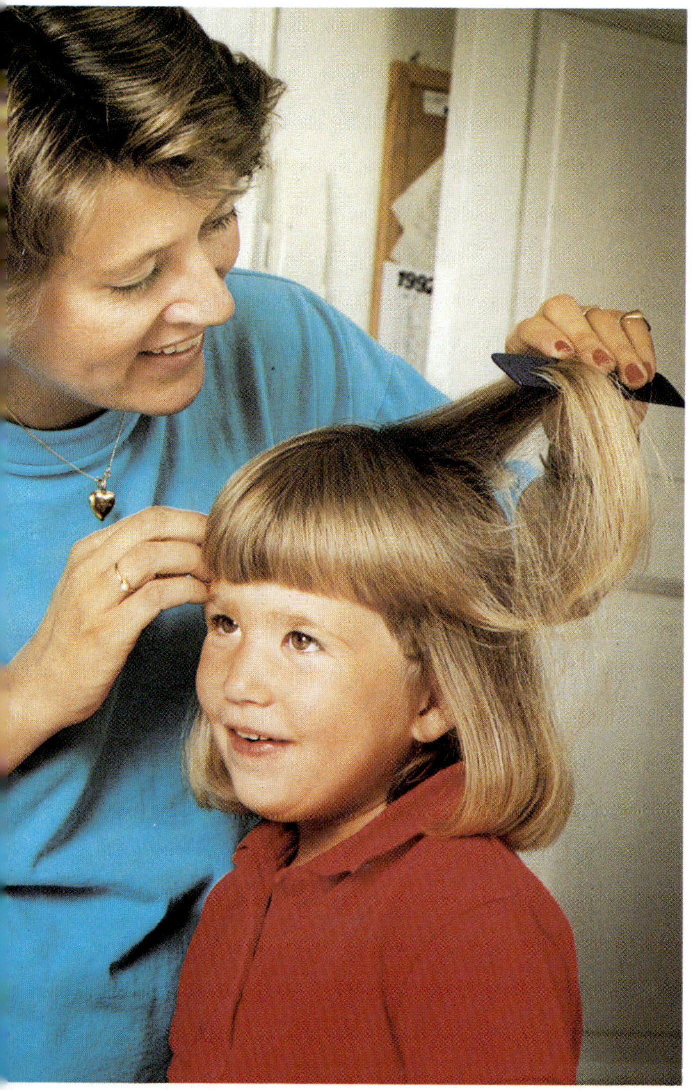

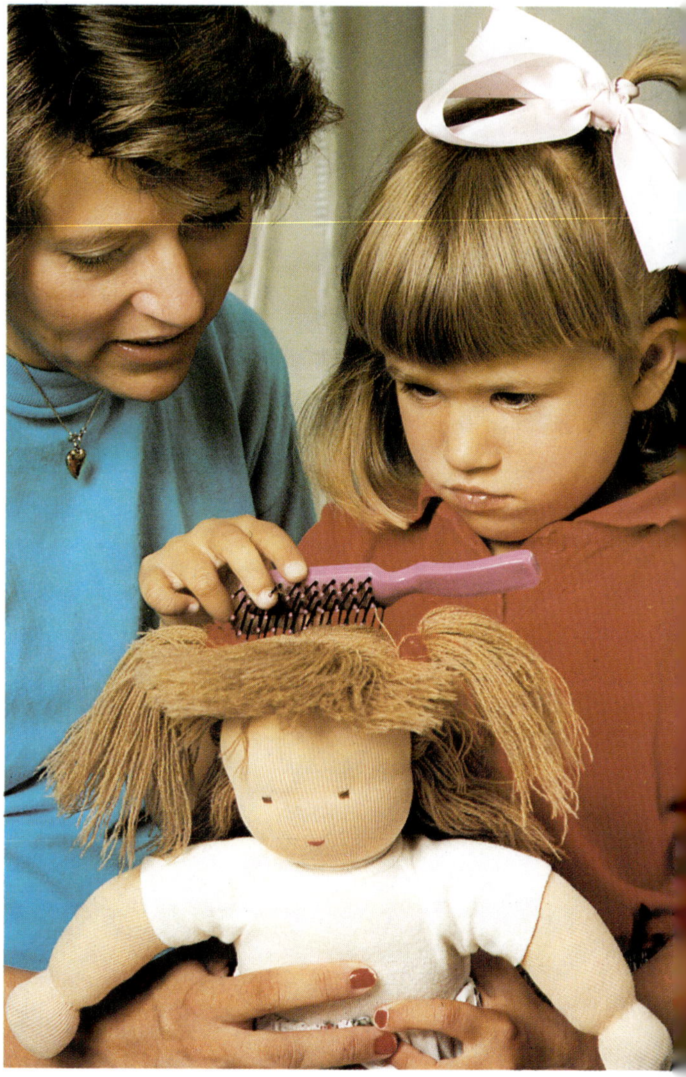

Meine Puppe heißt Alice. Ihre Haare sind aus Wolle, und man kann sie nur schwer bürsten. Ich tu es aber trotzdem. Denn Alice ist überhaupt nicht zimperlich. Ihr stehen Schwänzchen am besten.

Solange das Baby noch im Bauch der Mutter ist, hat es am ganzen Körper einen weichen Flaum. Das nennt man Wollhaar, und es löst sich, wenn das Baby geboren wird. Nur ein paar Haare auf dem Kopf bleiben.

Das Weiße auf den Augenbrauen ist Fett, eine Art natürliche Creme, die den ganzen Körper des Babys bedeckt. Das Fett sorgt dafür, daß die Babyhaut im Fruchtwasser nicht austrocknet.

Wenn das Baby auf die Welt kommt, wischt man das Fett weg.

6 Monate, 35 cm

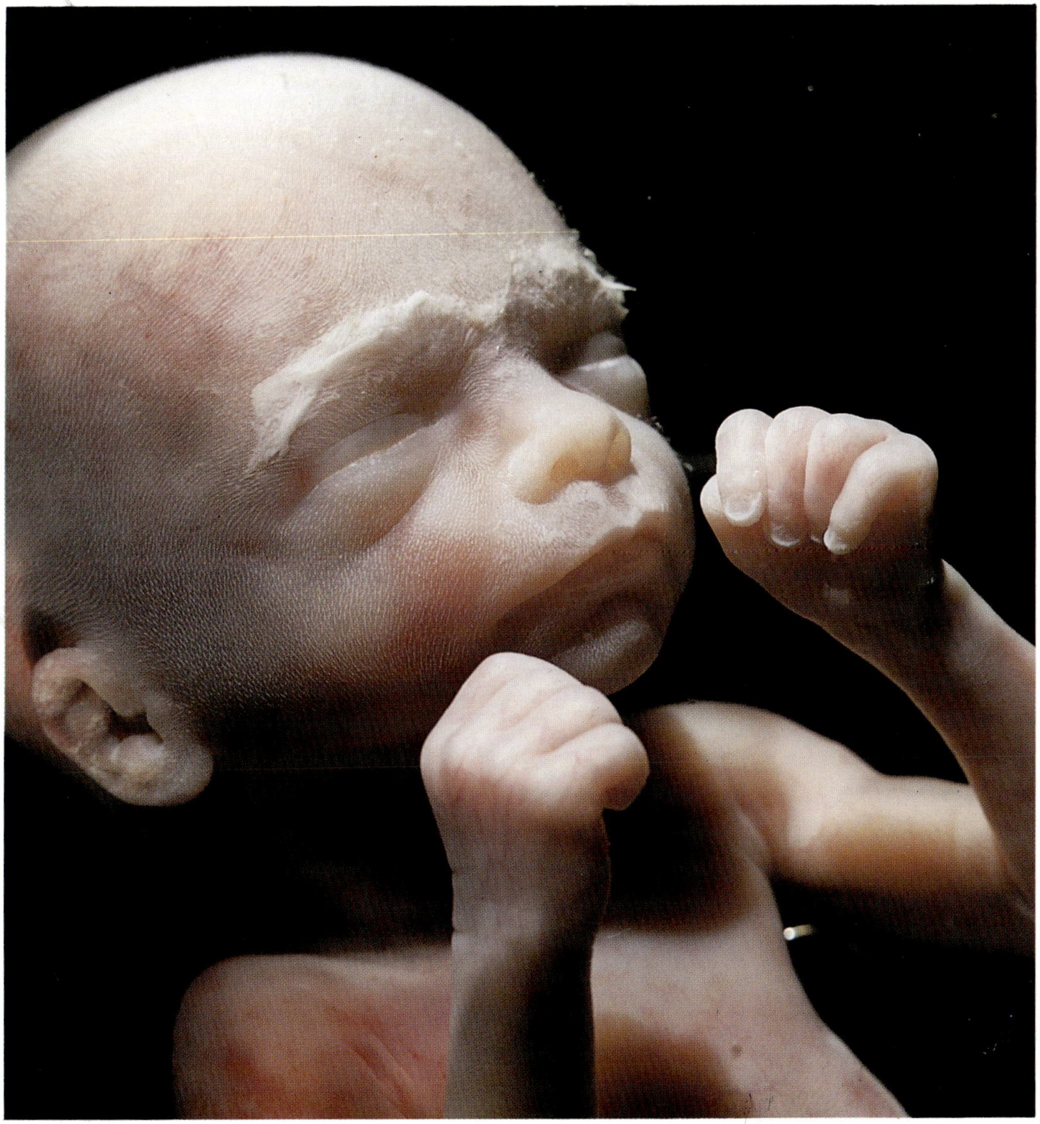

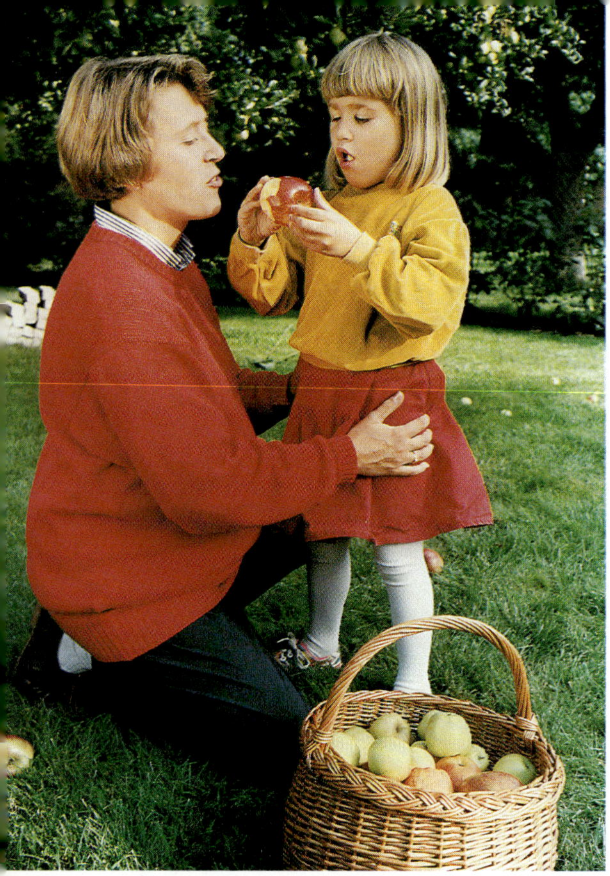

In unserem Garten haben wir auch einen Apfelbaum. Zuerst sind die Äpfel sauer, klein und grün. Sie wachsen den ganzen Sommer über, und dann werden sie rot. Man kann sie erst essen, wenn ich wieder Strümpfe anziehen muß. Das ist im Herbst.

Manchmal backen wir Apfelkuchen oder kochen Apfelmus. Das schmeckt gut. Wenn ich einen Apfel esse, laß ich meine Mama probieren, und wenn sie das tut, probiert das Baby auch. Ich weiß das.

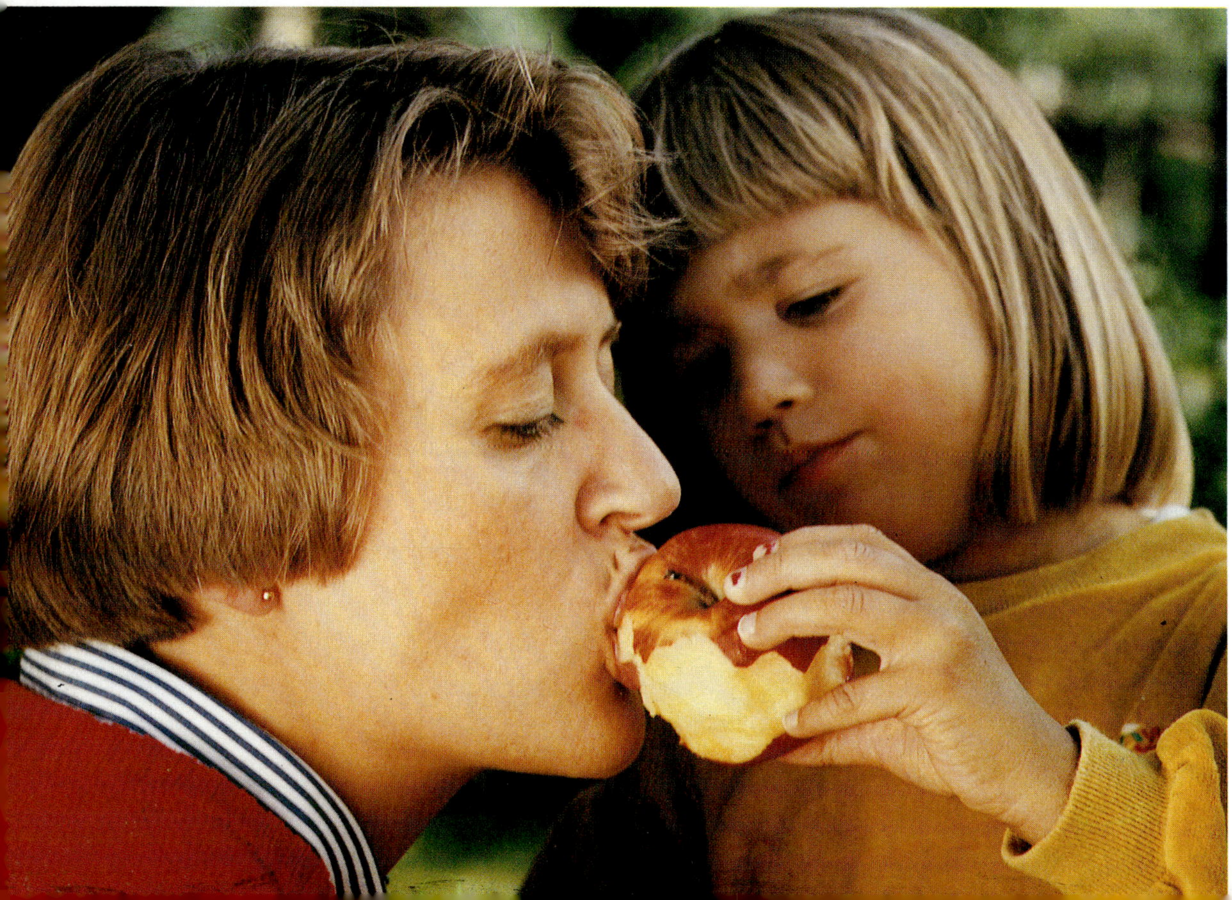

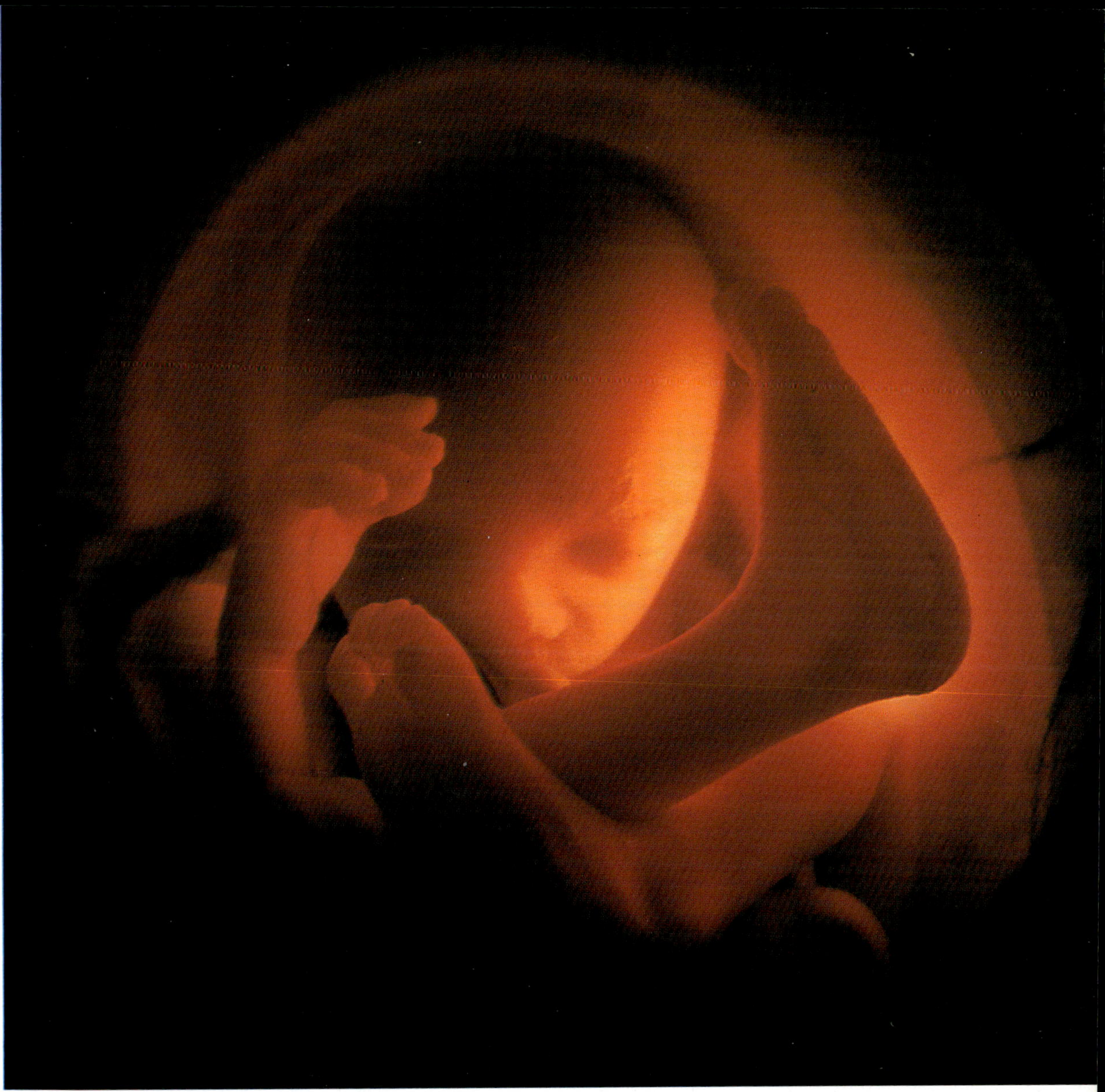

7 Monate, 40 cm

Jetzt ist das Baby ein fertiges Kind. Sieben Monate sind vergangen, seit sich das Spermium in das Ei gebohrt hat und das Baby zu wachsen anfing. Wenn es jetzt schon auf die Welt käme, könnte es aus eigener Kraft leben. Aber es wäre so empfindlich und dünn wie ein kleines Küken. Wenn das Baby länger im Bauch bleibt, wird es knubbeliger.

Die Lungen sind noch nicht so kräftig, denn sie werden erst gebraucht, wenn das Baby geboren ist. Drinnen im Bauch muß es ja nicht selbst atmen. Dort bekommt es allen Sauerstoff durch die Nabelschnur.

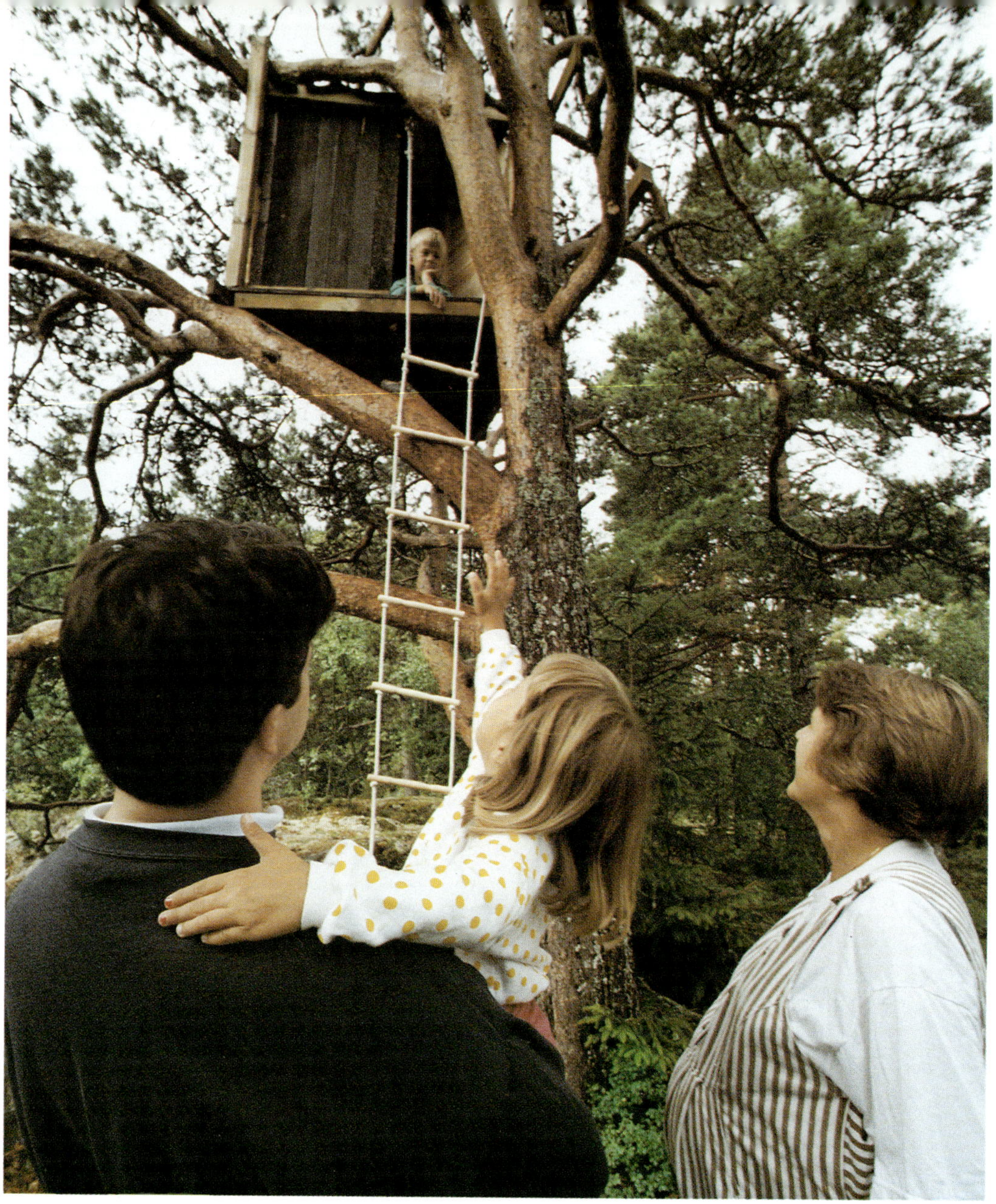

Papa hat uns ein Baumhaus gebaut. Ein Baumhaus ist am gemütlichsten, wenn es nicht groß ist. Auch der Baum muß nicht besonders hoch sein. Einmal wollte ich zu Philip in das Baumhaus klettern. Das heißt, mein *Kopf* wollte, aber nicht meine *Beine*. Obwohl ich die Leiter hinaufsteigen wollte, zogen mich die Beine die ganze Zeit nach unten.

Philip sagte, ich sei feige. Aber das bin ich nicht. Meine Beine sind schuld. Die haben nicht gemacht, was ich wollte.

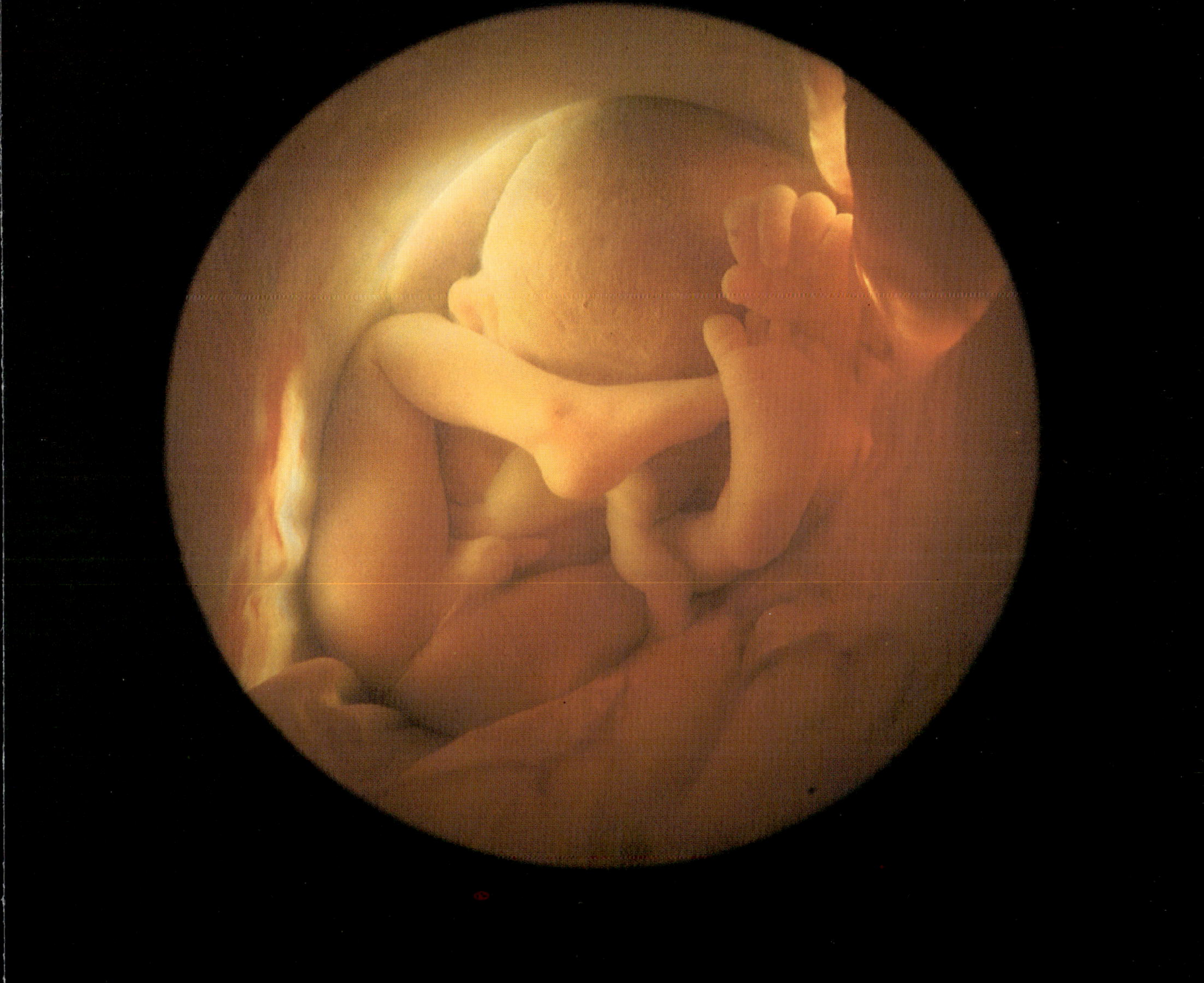

8 Monate, 45 cm

Im Bauch liegt das Baby wie in einer kleinen Hütte. Es ist jetzt so groß, daß es ruhiger liegen muß und nicht mehr so viel strampeln kann. Der Kopf des Babys liegt meistens unten, da er am schwersten ist. Das ist gut. Denn am leichtesten wird ein Baby mit dem Kopf voran geboren.

Das Baby übt jetzt schon schlucken. Manchmal nimmt es einen Schluck vom Fruchtwasser. Es macht auch Pipi. Das ist aber nicht schlimm. Drinnen im Bauch gibt es keine Bakterien, die dem Baby gefährlich werden könnten.

Bei der Ärztin durften wir unser eigenes Herz über Lautsprecher hören. Philips Herz klopfte dunk, dunk. Meins machte furchtbaren Krach: bumm, bumm. Das Herz des Babys klang wie eine kleine Armbanduhr. Es tickte sehr schnell. Ich mußte lachen, als ich dagegen mein eigenes Herz hörte. Es klang furchtbar *stark*.

Als ich die Herztöne des Babys hörte, dachte ich, daß es wohl eine kleine Schwester wird. Das ist gut. Dann kann sie Anne heißen, das ist mein zweiter Vorname!

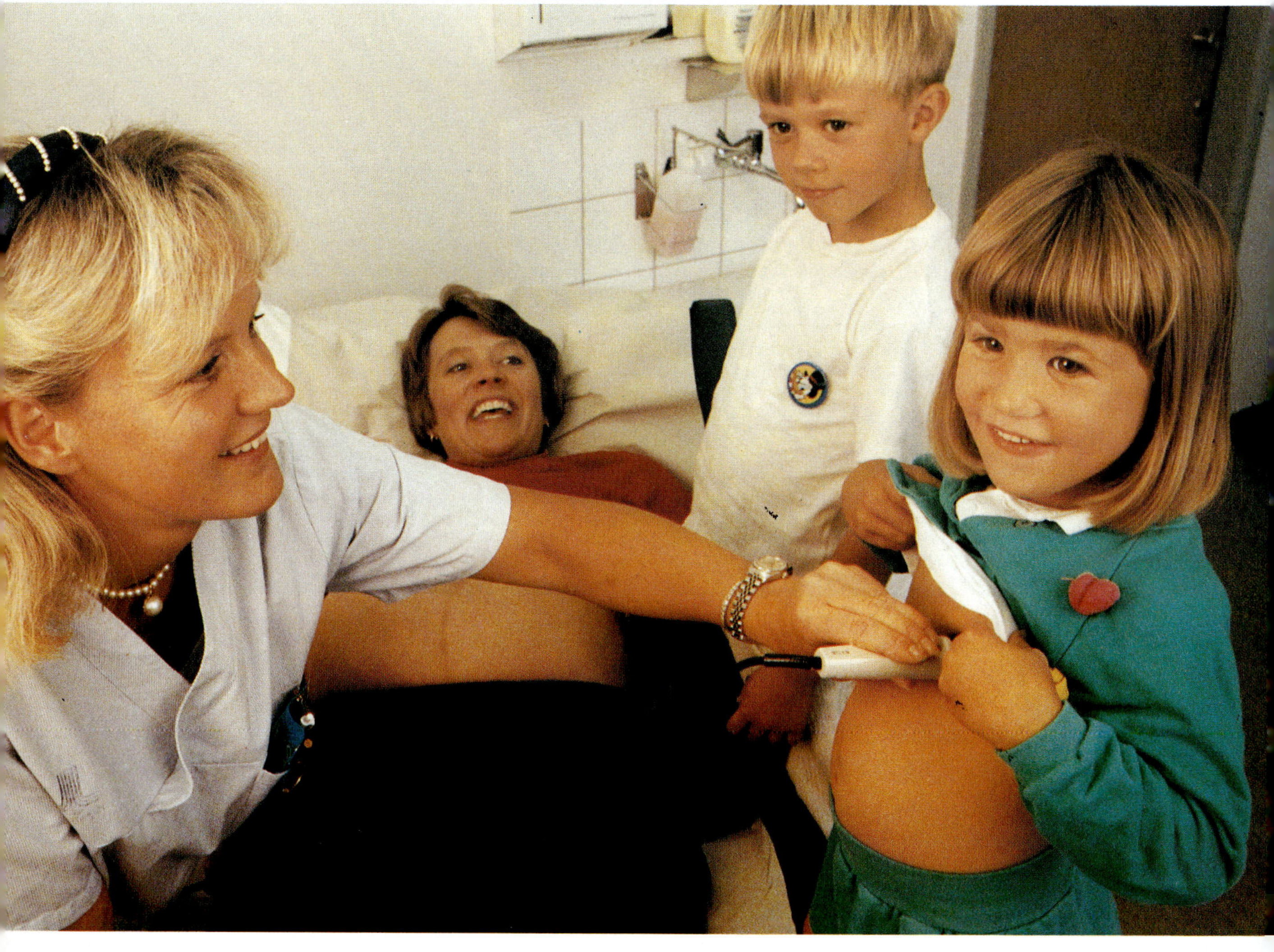

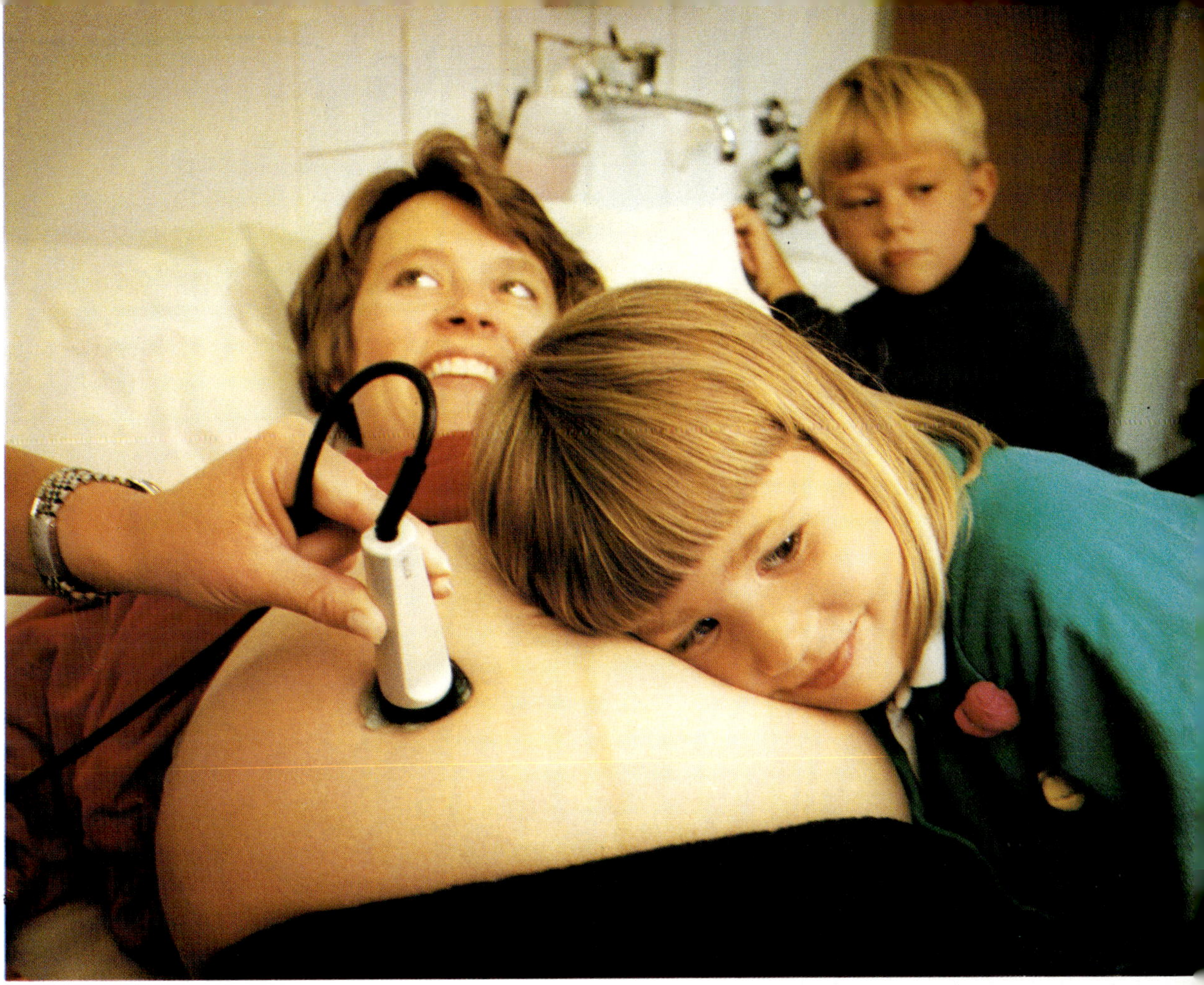

Das Herz des Babys schlägt ungefähr 140mal in der Minute, das ist doppelt so schnell wie Mamas Herz.

Mamas Bauch ist dick. Man sieht, daß da ein ganzes Baby Platz hat, das mit den Füßen tritt und mit den Fäusten fuchtelt. Wenn es Mamas Blase trifft, macht Mama fast in die Hose, so kräftig kann das Baby treten.

Bald muß es geboren werden. Mamas Bauch kann ja nicht wer weiß wie dick werden.

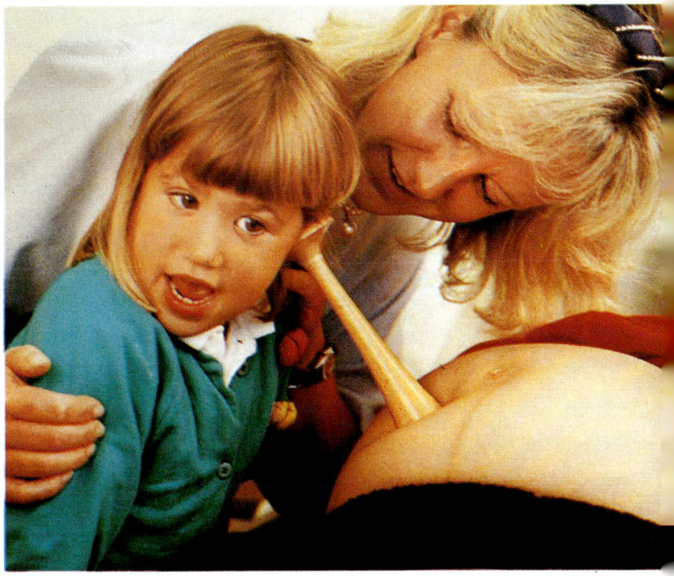

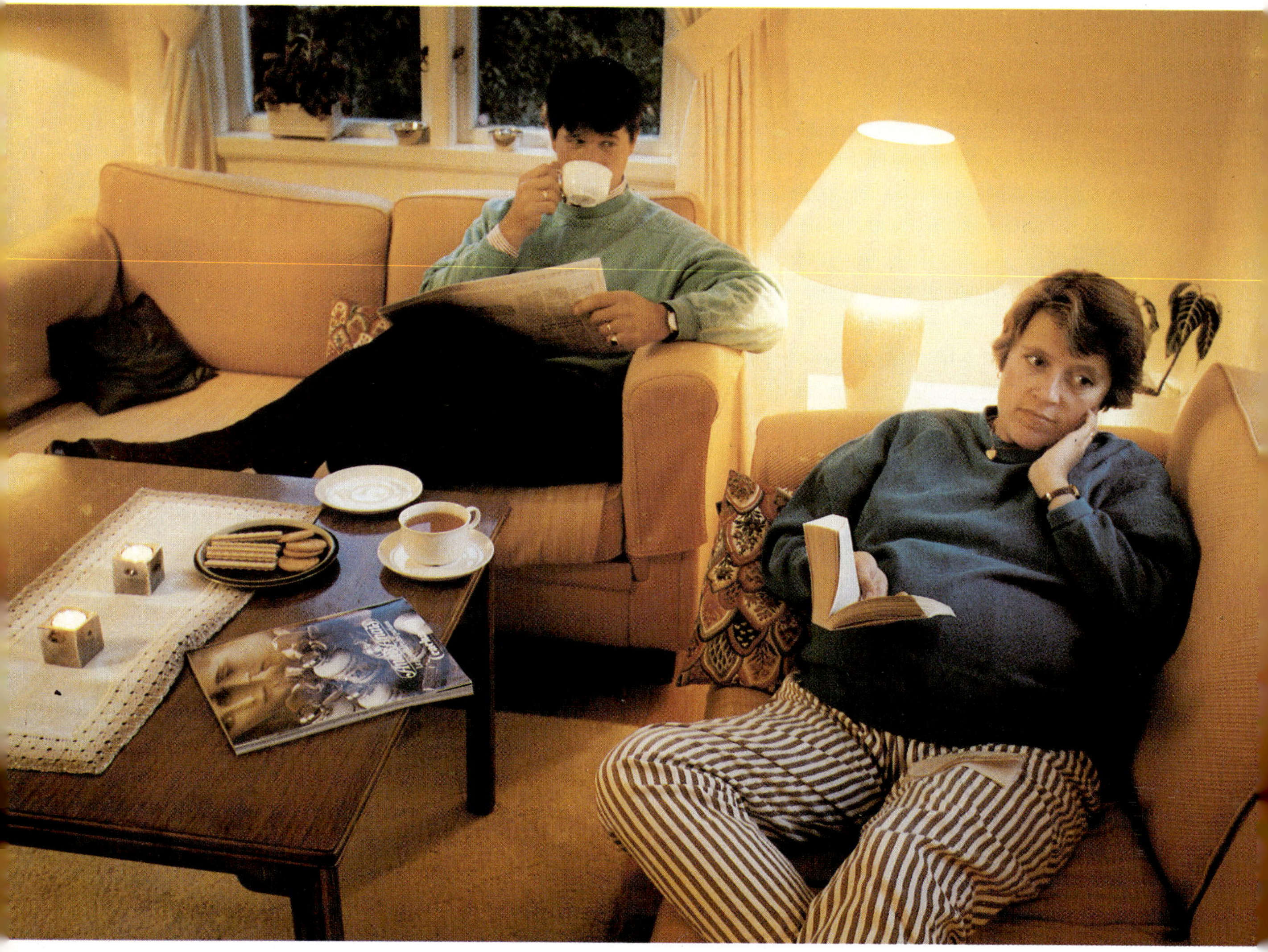

Mama und Papa machen es sich abends gerne auf dem Sofa gemütlich. Wenn ich groß bin, will ich auch ein Sofa in meinem Haus haben, ein rotes.

Einmal, als ich nicht schlafen konnte, ging ich zu meiner Mama und meinem Papa. Mama hatte die Beine hochgelegt. Das findet sie schön. Ich wollte mich auf Mamas Schoß setzen. Aber Mama sagte, daß das Baby schon auf ihrem Schoß sitzt und den ganzen Platz wegnimmt.

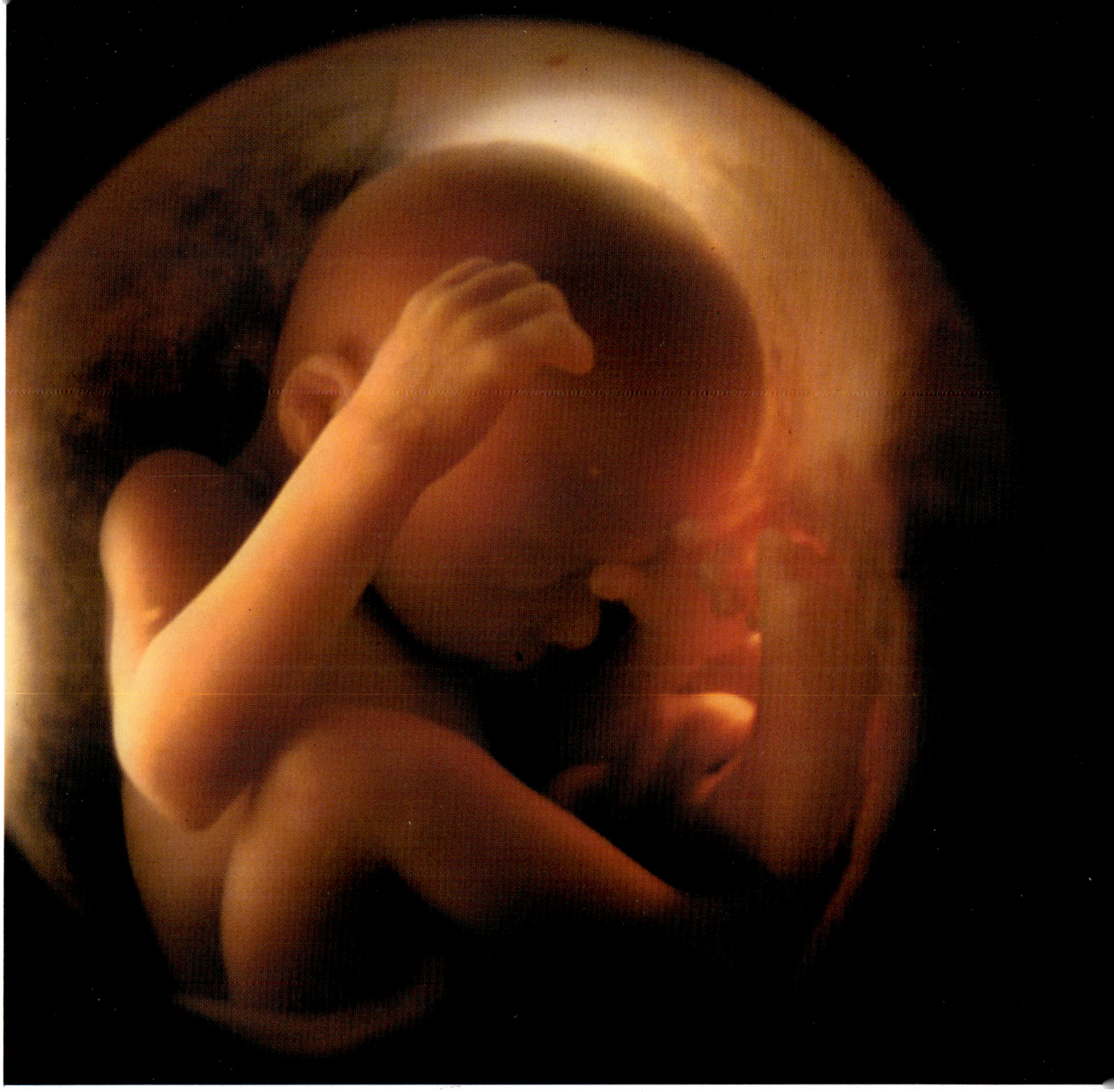

7 Monate, 40 cm

Auch das Baby ruht sich aus, genau wie die Mama. Im Bauch ist jetzt so wenig Platz, daß das Baby nur noch ein bißchen stoßen kann.

Man merkt auch schon, was für ein Temperament das Baby hat. Manche Mamas haben ein Baby, das sehr viel strampelt. Andere Babys sind ruhig und schlafen meistens.

Das Baby hört jetzt richtig gut, wenn man mit ihm spricht. Vielleicht kann es sogar Stimmen durch die Bauchwand wiedererkennen? Bei lauten, schrillen Geräuschen erschrickt das Baby und zuckt zusammen.

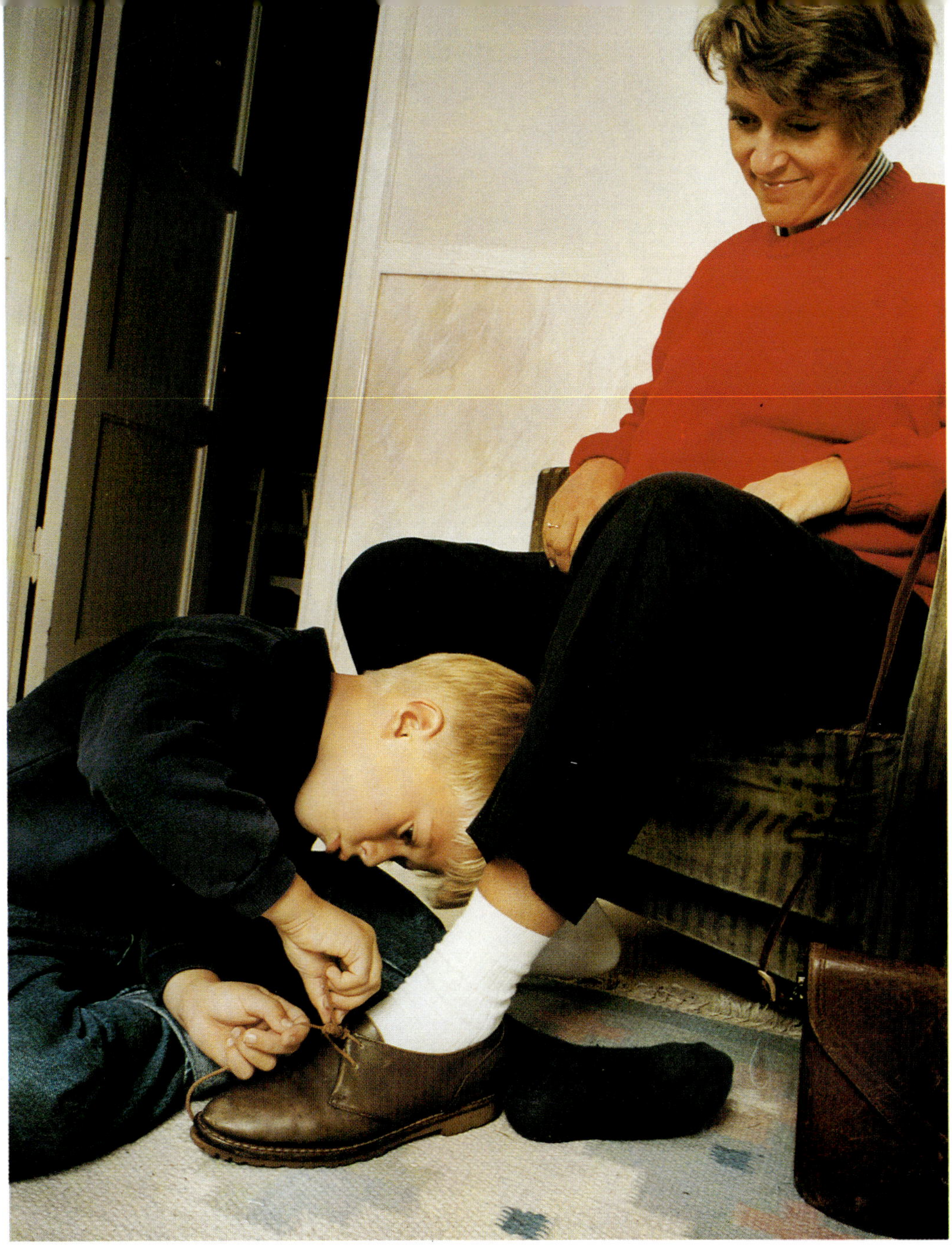

Philip kann schon Schnürsenkel binden, fast. Er hilft jetzt Mama immer, weil ihr dicker Bauch im Weg ist, wenn sie sich bücken will.

Wenn Leute am ganzen Körper dick werden, kriegen sie weiche, speckige Bäuche. Aber wenn Mütter ein Baby bekommen, wird der Bauch dick und ganz hart.

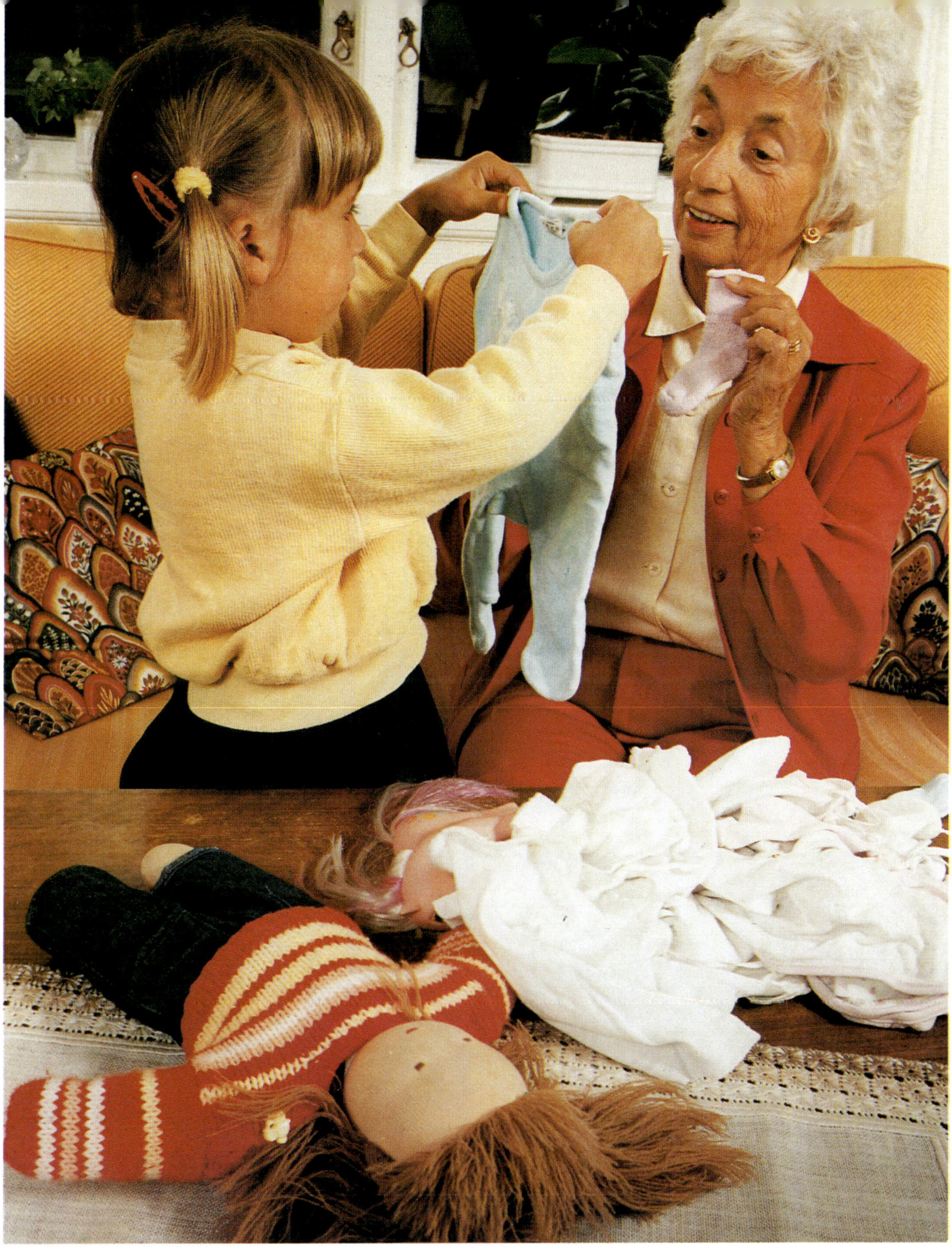

Meine Oma wundert sich, daß diese kleinen Strümpfe einmal *mir* gepaßt haben, wo ich doch jetzt schon so groß bin. Wir haben alle Sachen durchgesehen, die das Baby anziehen soll, wenn es geboren ist. Einige paßten meiner Puppe Alice, und die hab ich für sie weggelegt. Die Sachen sind so hübsch und weich.

Mama hatte gesagt, daß Oma bei uns bleibt, wenn das Baby geboren wird. Das mußte sein, weil Papa mit Mama ins Krankenhaus fahren würde. Ich wußte das. Aber als es soweit war, wollte ich überhaupt nicht, daß Mama wegfährt.

»Lassen wir doch das Baby«, meinte ich. »Zwei Kinder sind genug.«

Aber Mama sagte, man kann es sich nicht einfach anders überlegen. Für das Baby ist kein Platz mehr in ihrem Bauch. Es *will* jetzt geboren werden, egal, was ich will.

Da wollte ich mitfahren, aber das durfte ich auch nicht.

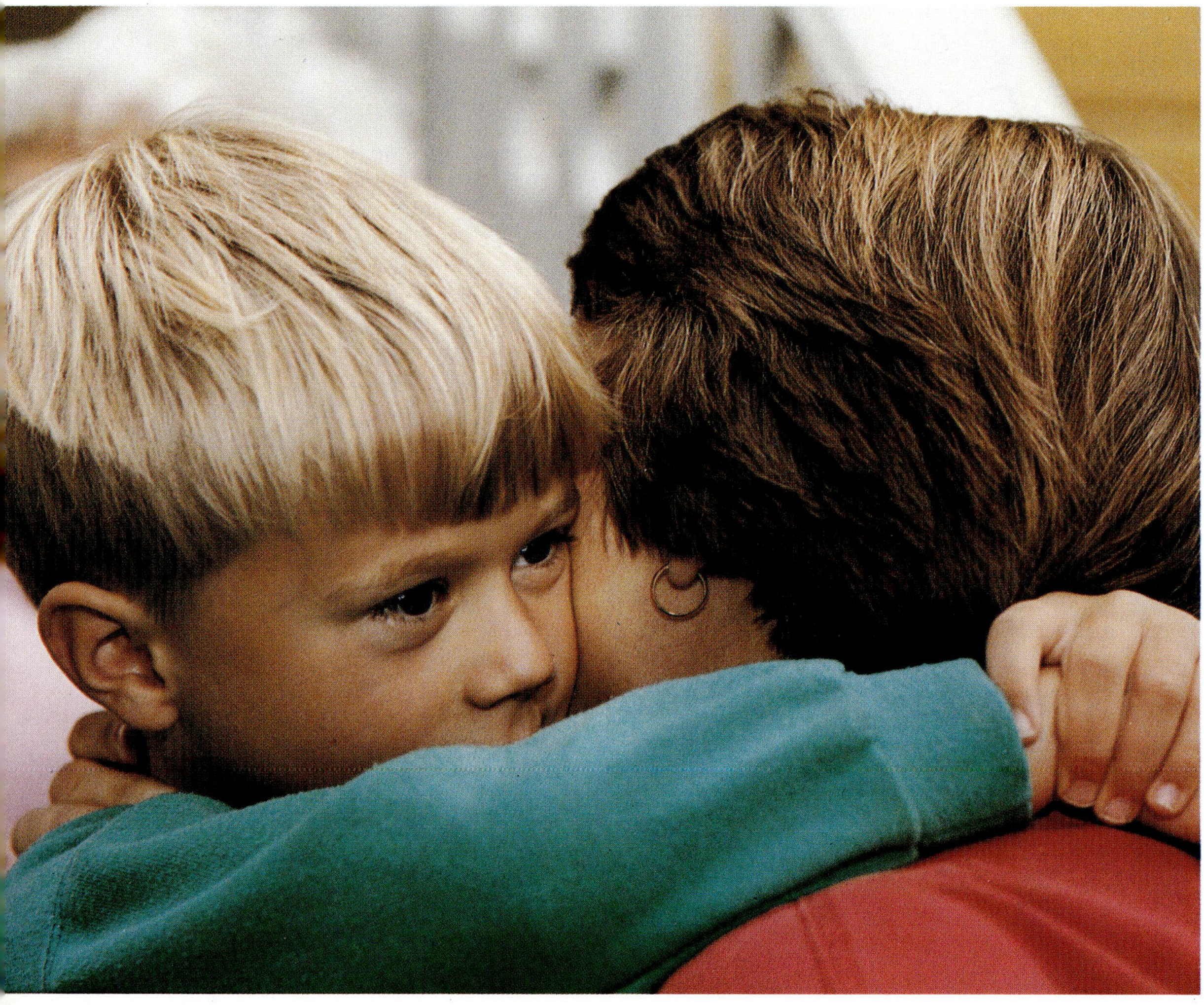

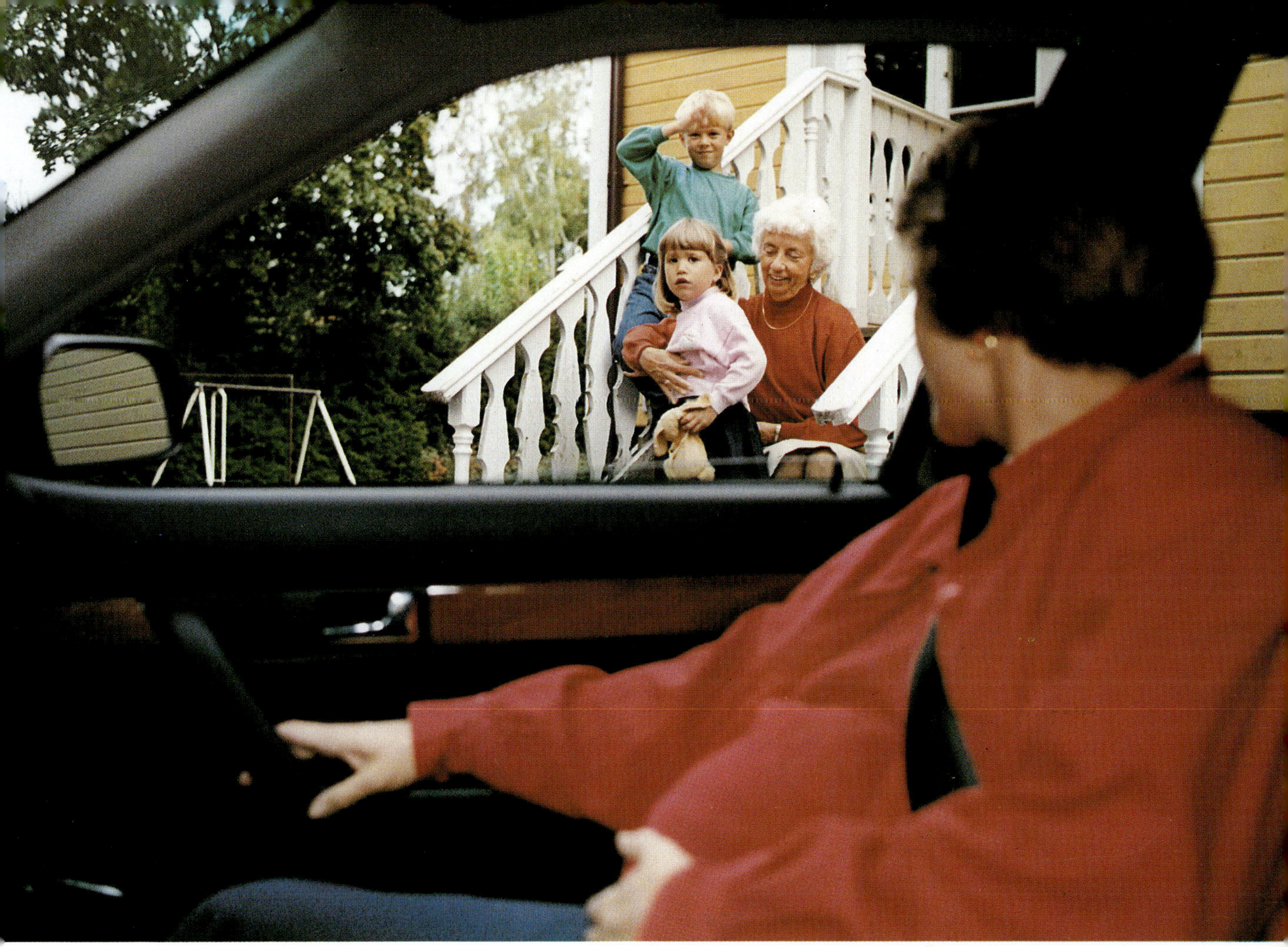

Jetzt will das Baby aus dem Bauch heraus. Die Gebärmutter zieht sich zusammen und hilft so mit, daß das Baby herausgepreßt wird. Die Mama spürt, wie die Gebärmutter sich immer mehr und mehr zusammenzieht. Das tut weh, aber anders als andere Schmerzen, die man im Körper haben kann. Die Mama weiß jetzt, daß es Zeit ist, ins Krankenhaus zu fahren. Sie ist froh, daß es endlich soweit ist.

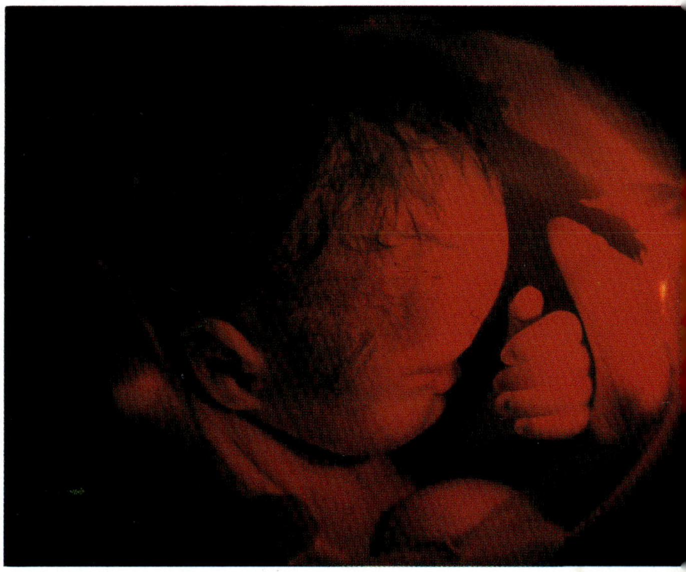

8 1/2 Monate, 55 cm

Wenn ein Kind geboren wird, nennt man das Entbindung. Manchmal geht die Entbindung schnell, manchmal dauert sie viele Stunden.

Die Krankenschwester, die sich um die Mutter kümmert, nennt man Hebamme. Sie untersucht die Mutter und das Baby, denn eine Entbindung ist anstrengend.

Jedesmal, wenn sich die Gebärmutter zusammenzieht, wird das Baby ein Stück weiter durch die Scheide gepreßt. Schließlich erscheint sein Kopf in der Öffnung. Dann dauert es nicht mehr lange. Wenn der Kopf erst einmal heraus ist, glitscht der ganze Körper wie ein kleiner glatter Fisch hinterher.

Sobald das Baby geboren ist, beginnt es zu atmen, und dann wird es zum Trinken an die Brust der Mutter gelegt. Jetzt braucht es die Nabelschnur nicht mehr. Sie wird durchgeschnitten. Aber das spürt das Baby nicht.
Das Baby ist ein Junge! Er soll Thomas heißen!

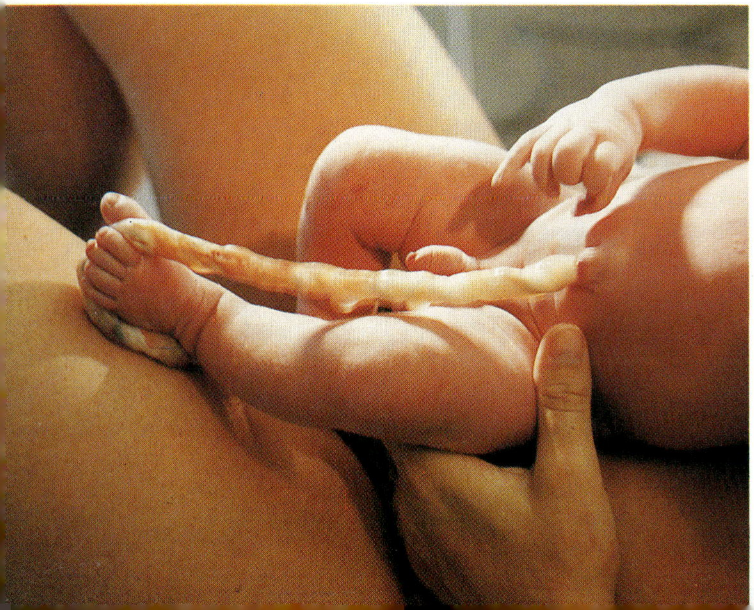

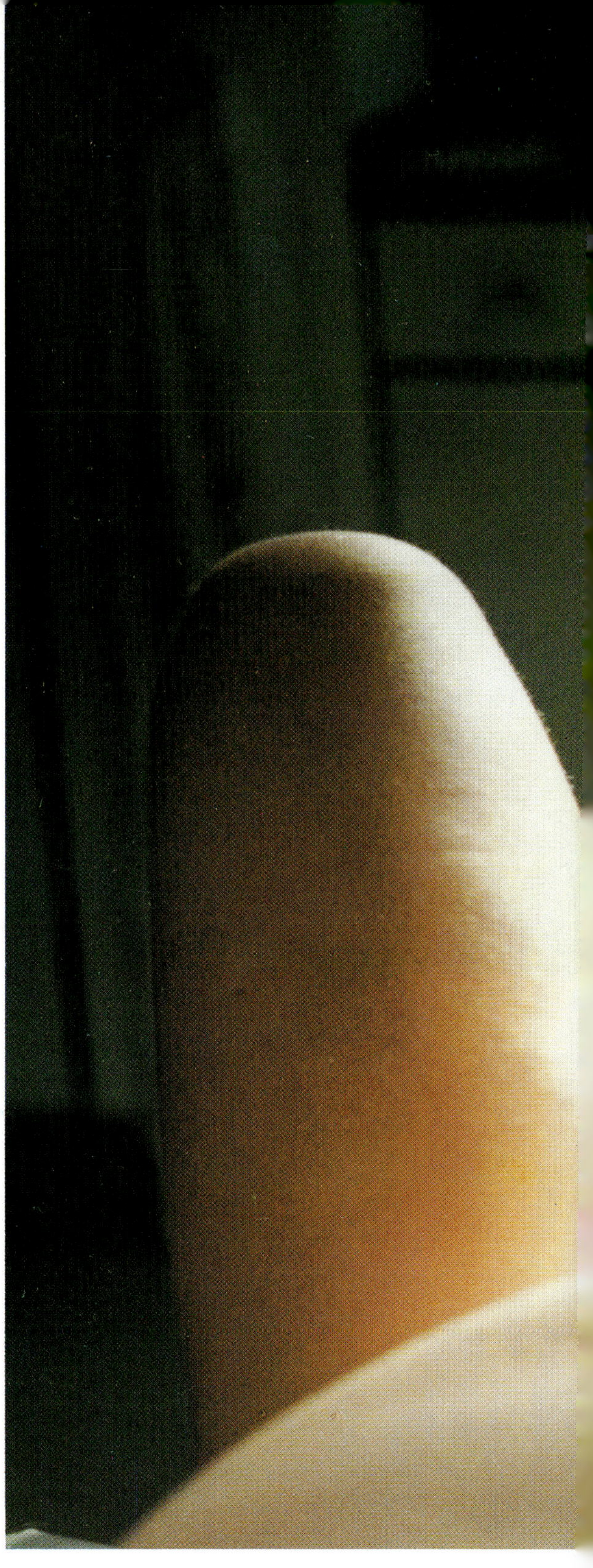

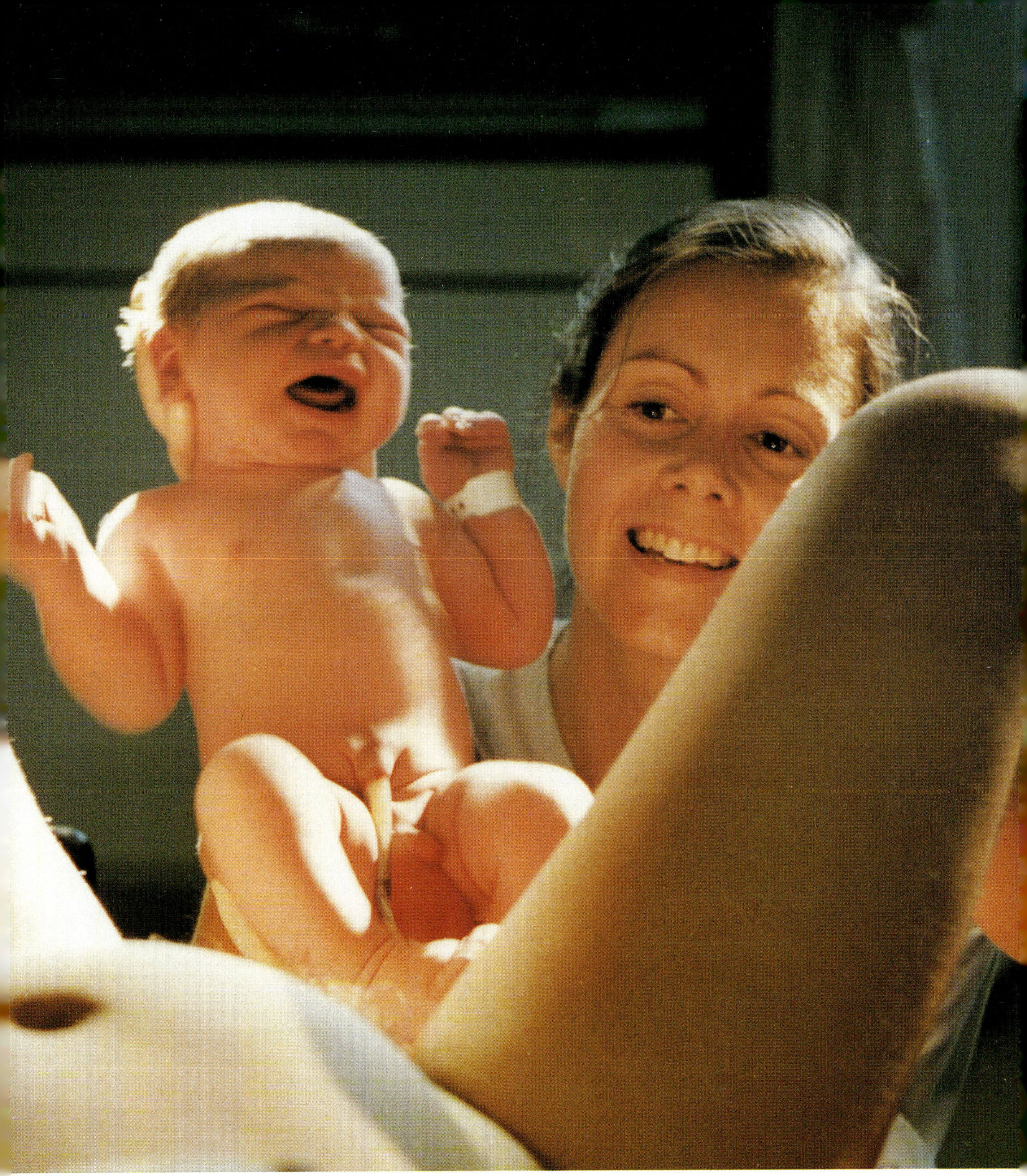

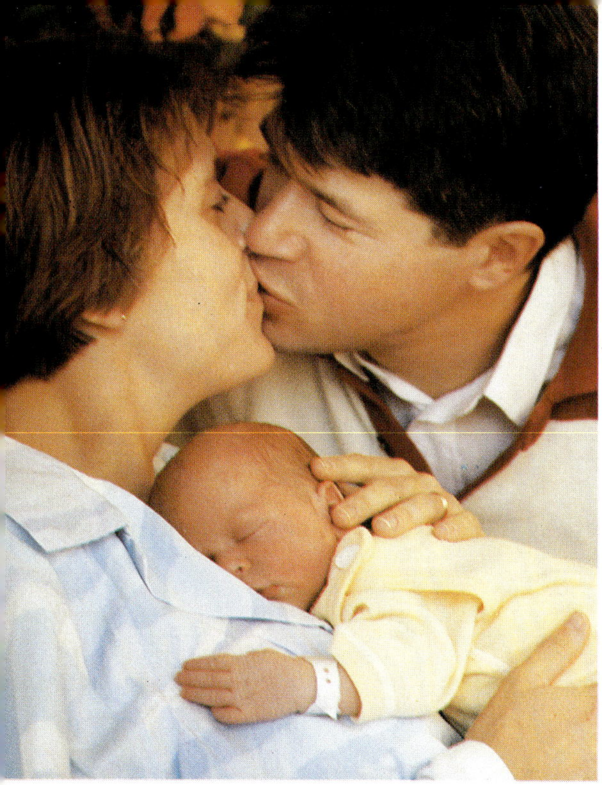

Merkwürdigerweise ist ein Neugeborenes munter, kein bißchen müde.

Es liegt auf dem Bauch seiner Mutter und guckt sich um. Es atmet Luft, und es saugt zum ersten Mal an der Brust seiner Mutter.

Ein kleines Stück der Nabelschnur ist noch an seinem Bauch. Doch das macht nichts. In ein paar Wochen fällt es dann von selbst ab.

Dein Bauchnabel ist die Narbe, die nach deiner Geburt von der Nabelschnur geblieben ist.

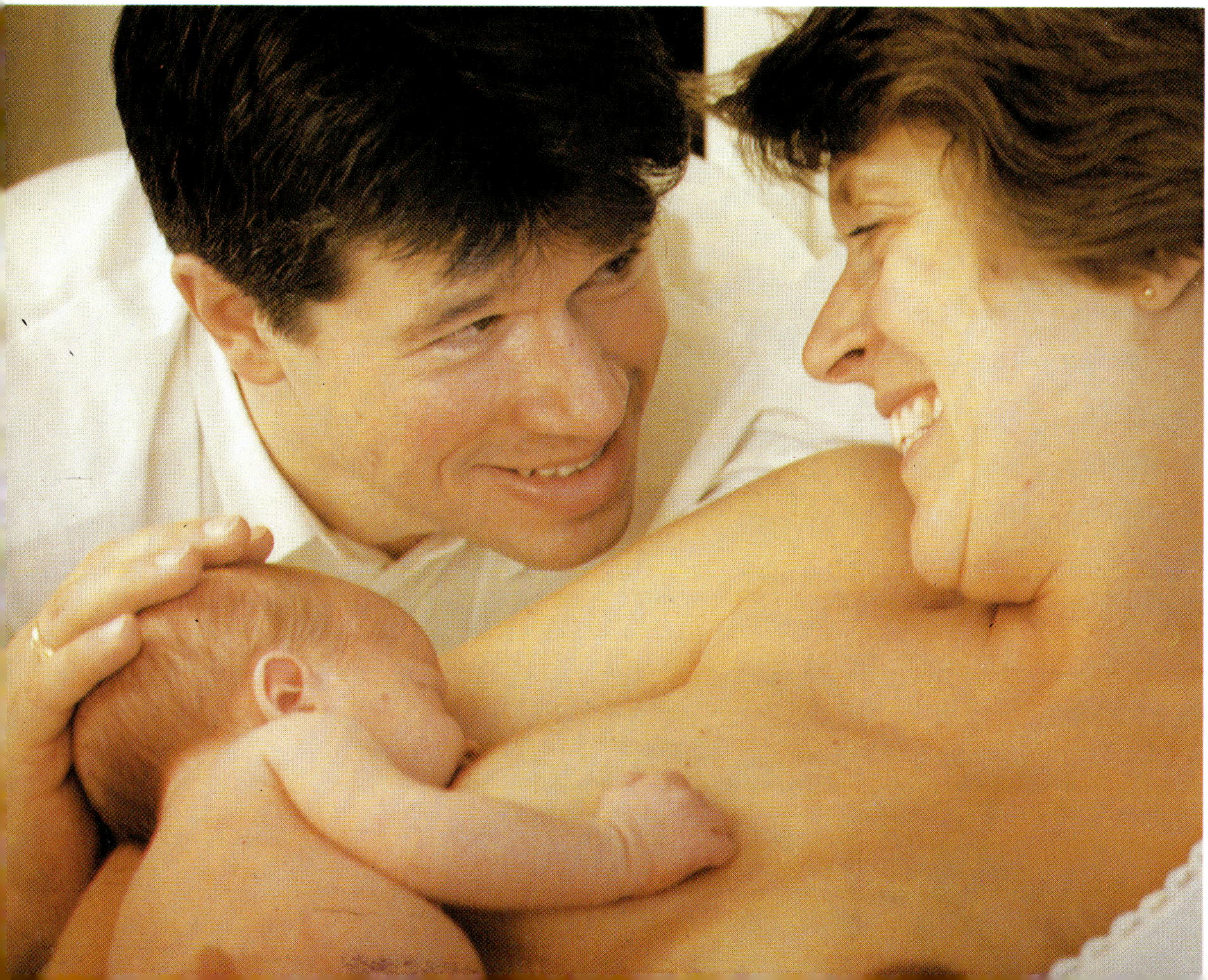

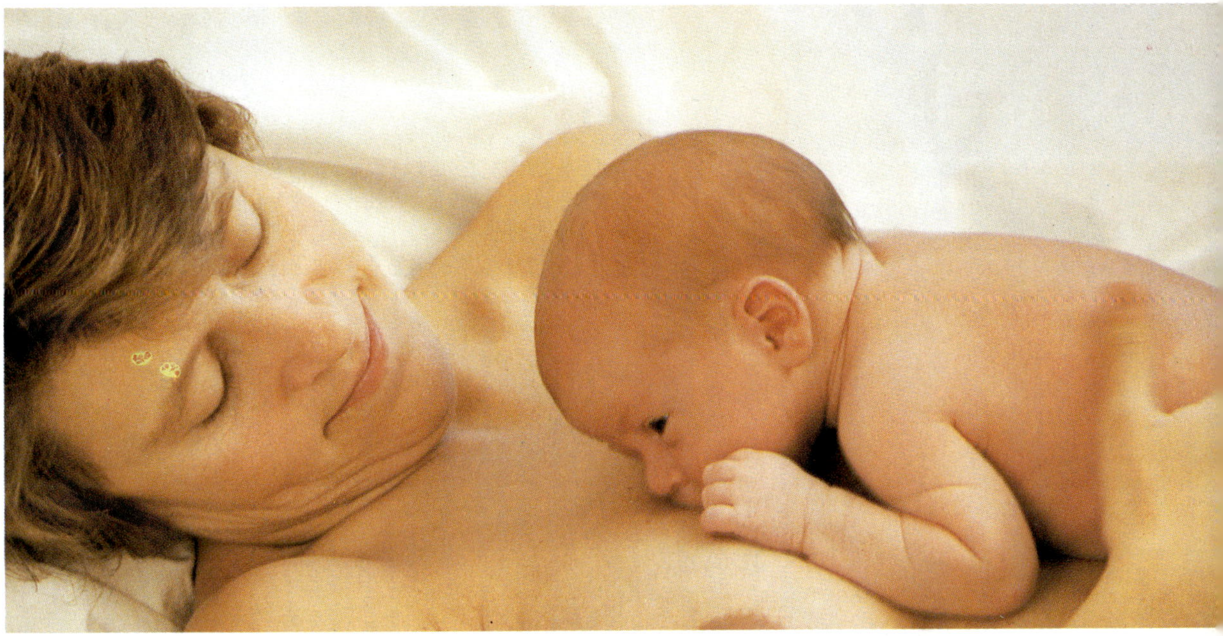

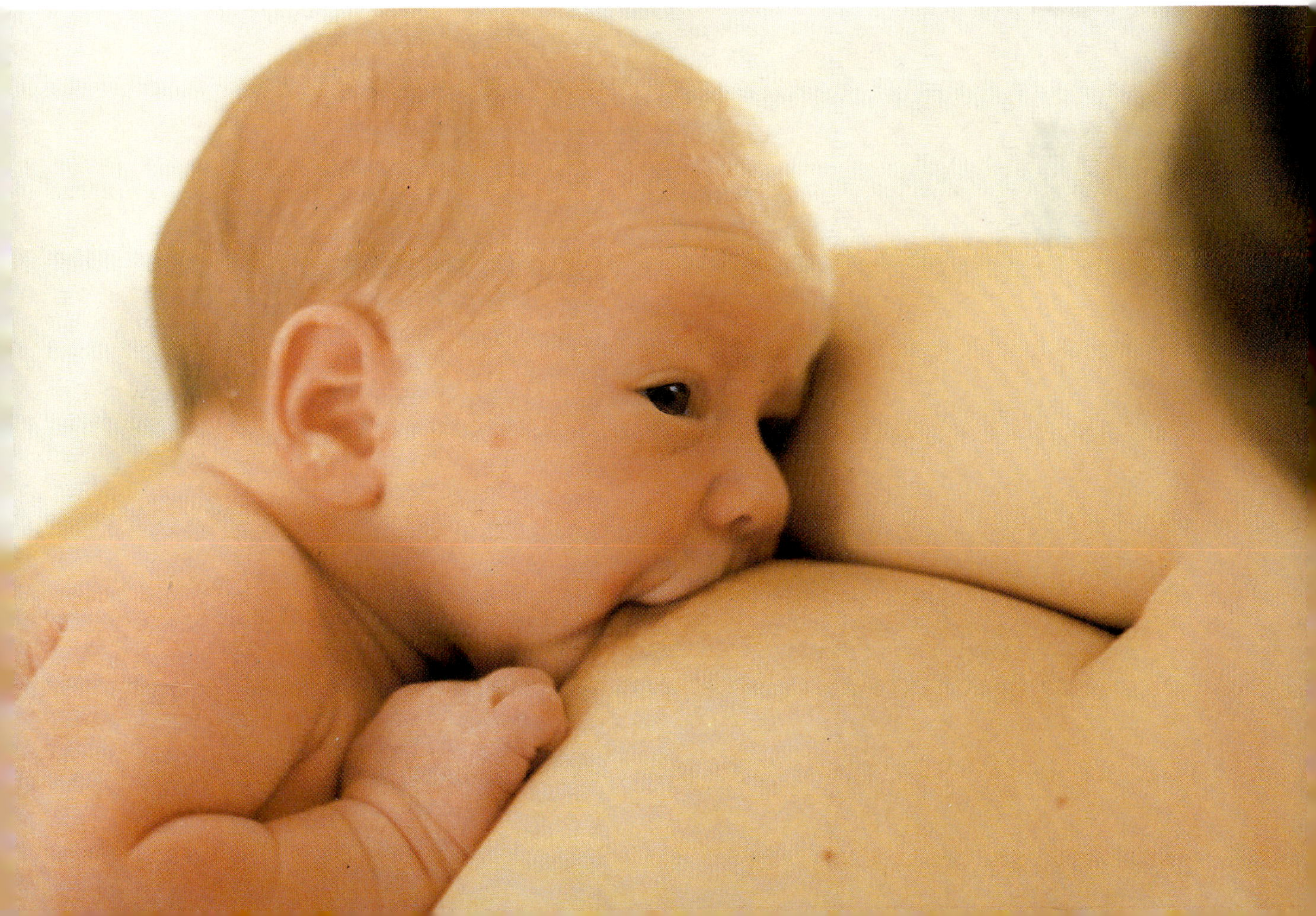

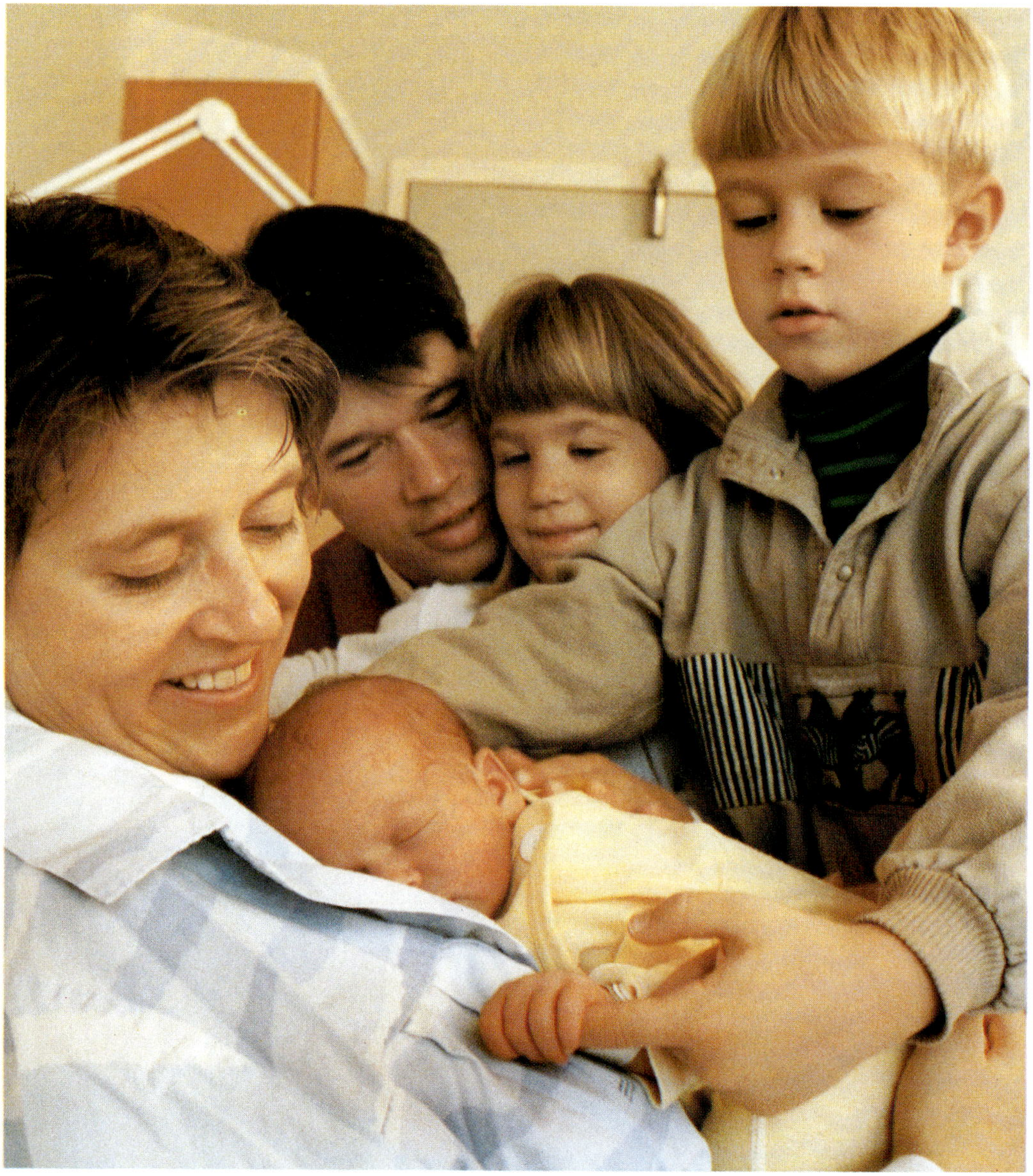

Als Thomas einen Tag alt war, durften wir mit Papa ins Krankenhaus fahren. Mama sah glücklich aus, als wir kamen. Aber mir gefällt sie besser, wenn sie ihre normalen Kleider trägt. Ich war richtig schüchtern, weil Mama nicht so aussah wie sonst.

Thomas war so klein, so klein. Ich fand ihn sehr süß, und sein Kopf war ganz warm, als ich ihm einen Kuß gab.

Dann durfte ich mich auf Mamas Bett setzen und Thomas in den Armen halten. Thomas lag still auf meinem Schoß, und ich guckte auf seine Hände. Sie waren ein bißchen rot und runzlig, und seine Fingernägel waren so klein, so was hab ich noch nie gesehen.

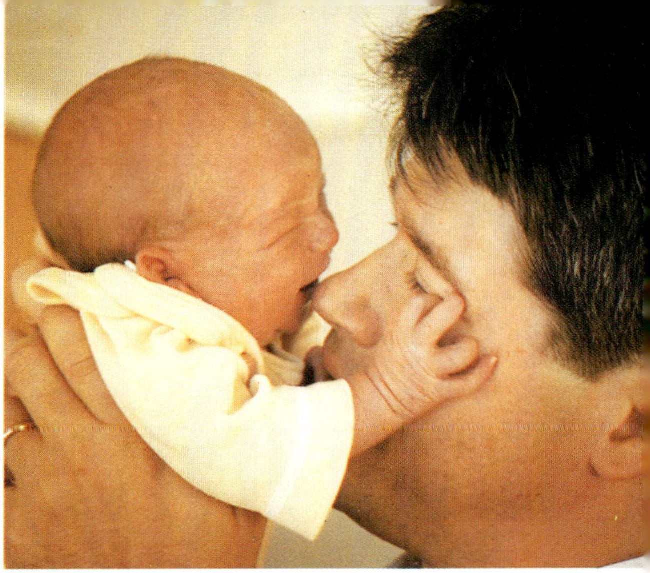

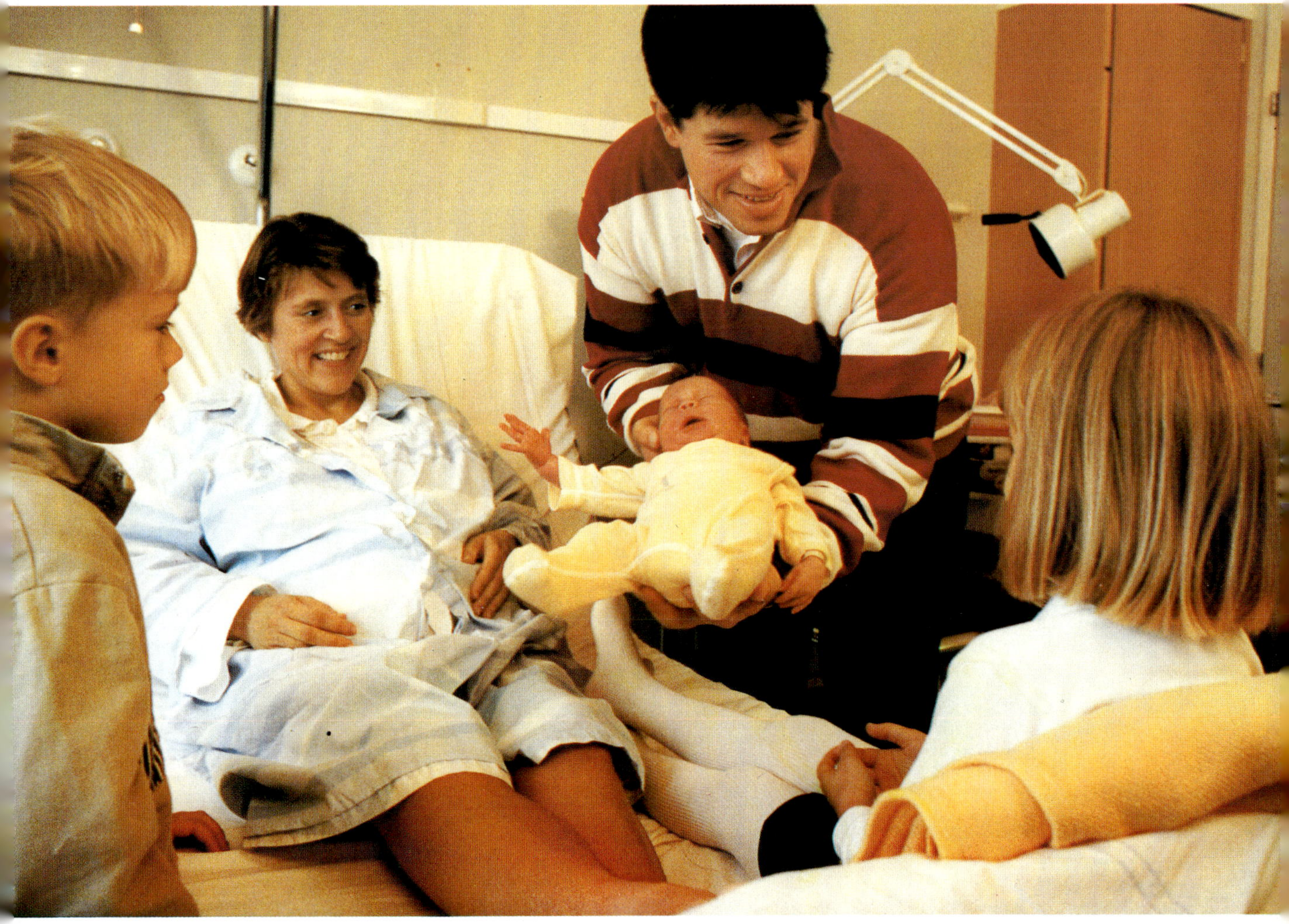

Ich hab Papa geholfen, Thomas anzuziehen. Da fiel mir plötzlich ein, daß das Baby nicht Anne heißen konnte.

Denn Thomas ist ja ein Junge. Gestern hab ich das noch nicht gewußt.

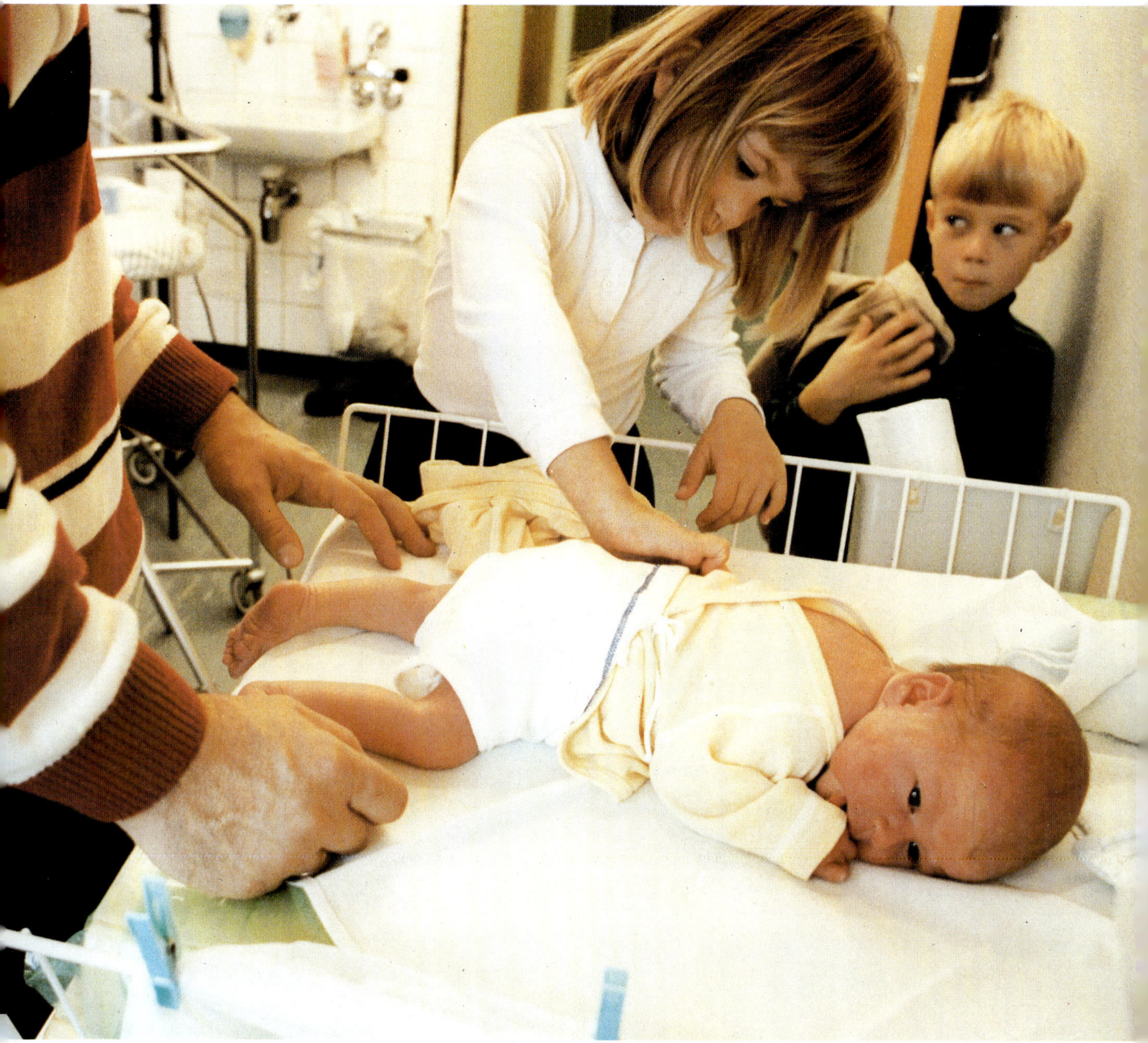

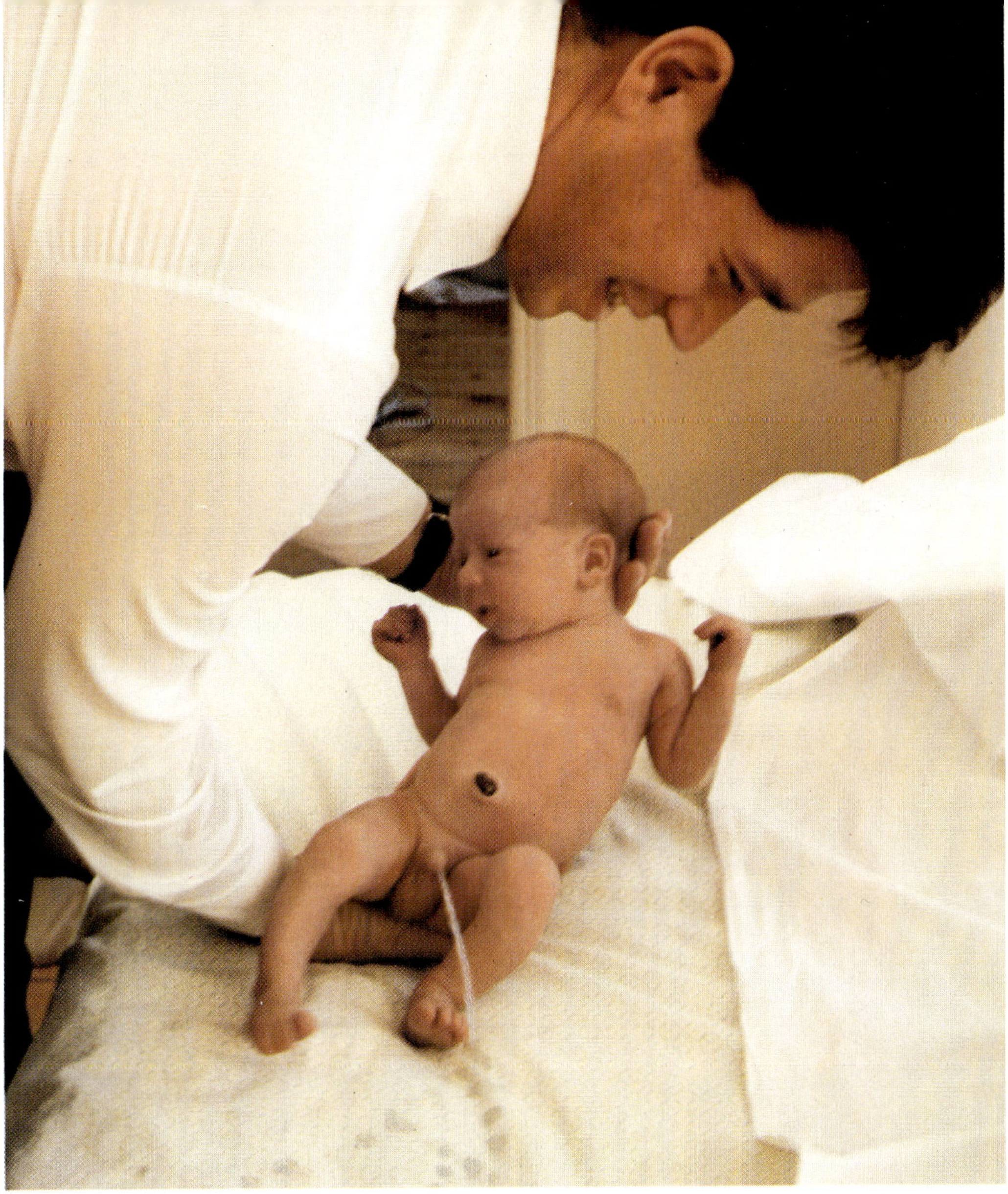

Einmal, als Papa Thomas' Windeln wechselte, machte Thomas plötzlich Pipi. Es schoß geradewegs in die Luft, wie eine Wasserfontäne. Wir haben furchtbar gelacht, denn es sah sehr komisch aus.

Thomas hat nichts gemerkt. Er kann noch nicht lachen. Er kann nur schlafen, schreien, essen und schreien, schlafen, essen und schreien. Und natürlich Pipi machen.

Thomas wuchs schnell. Er wurde ein richtiges Dickerchen. Wenn Philip und ich mit ihm redeten, lachte er, daß es in seinem kleinen Bauch gluckerte. Mama sagte, daß Thomas sehr gern Gesellschaft hat.

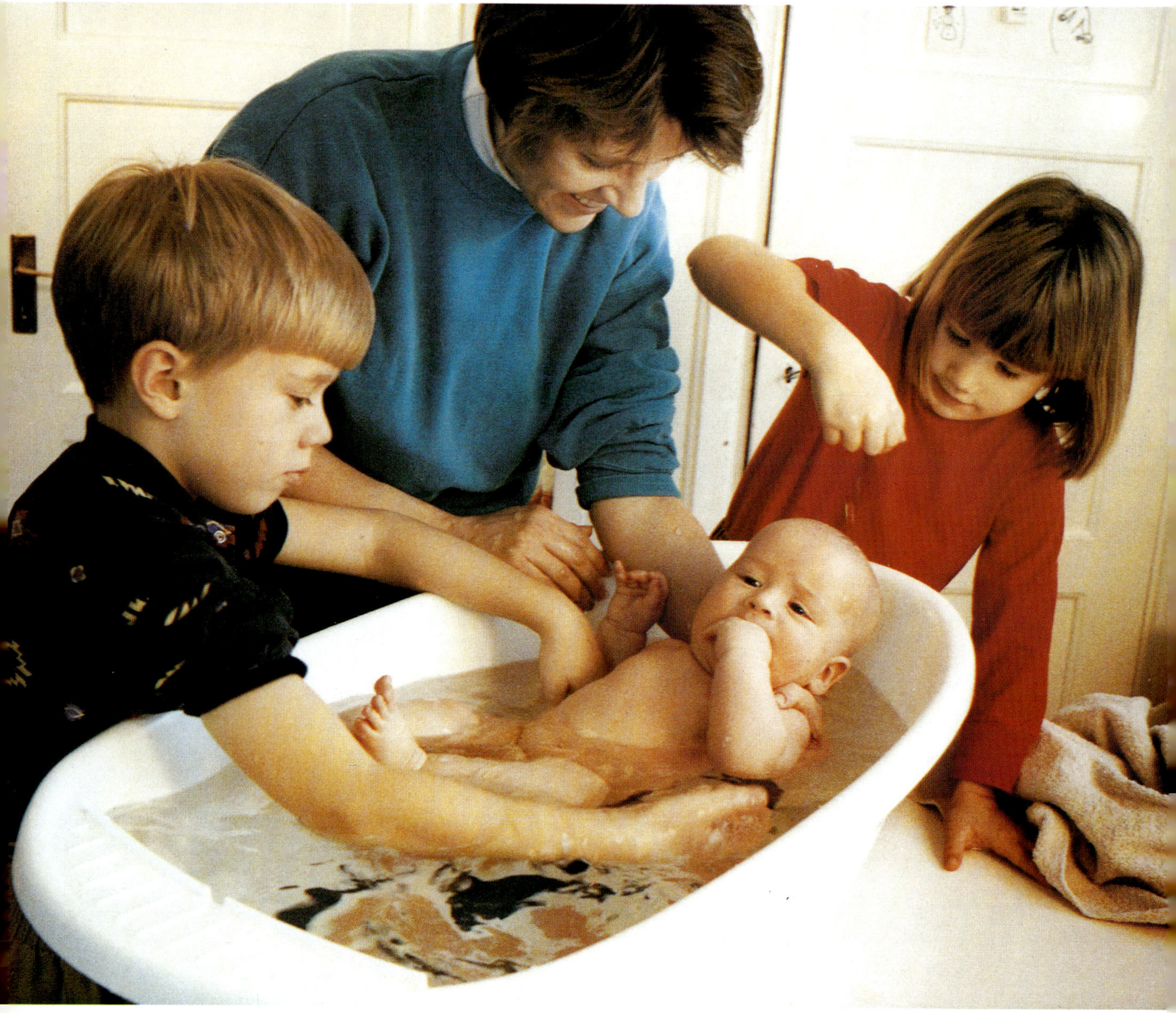

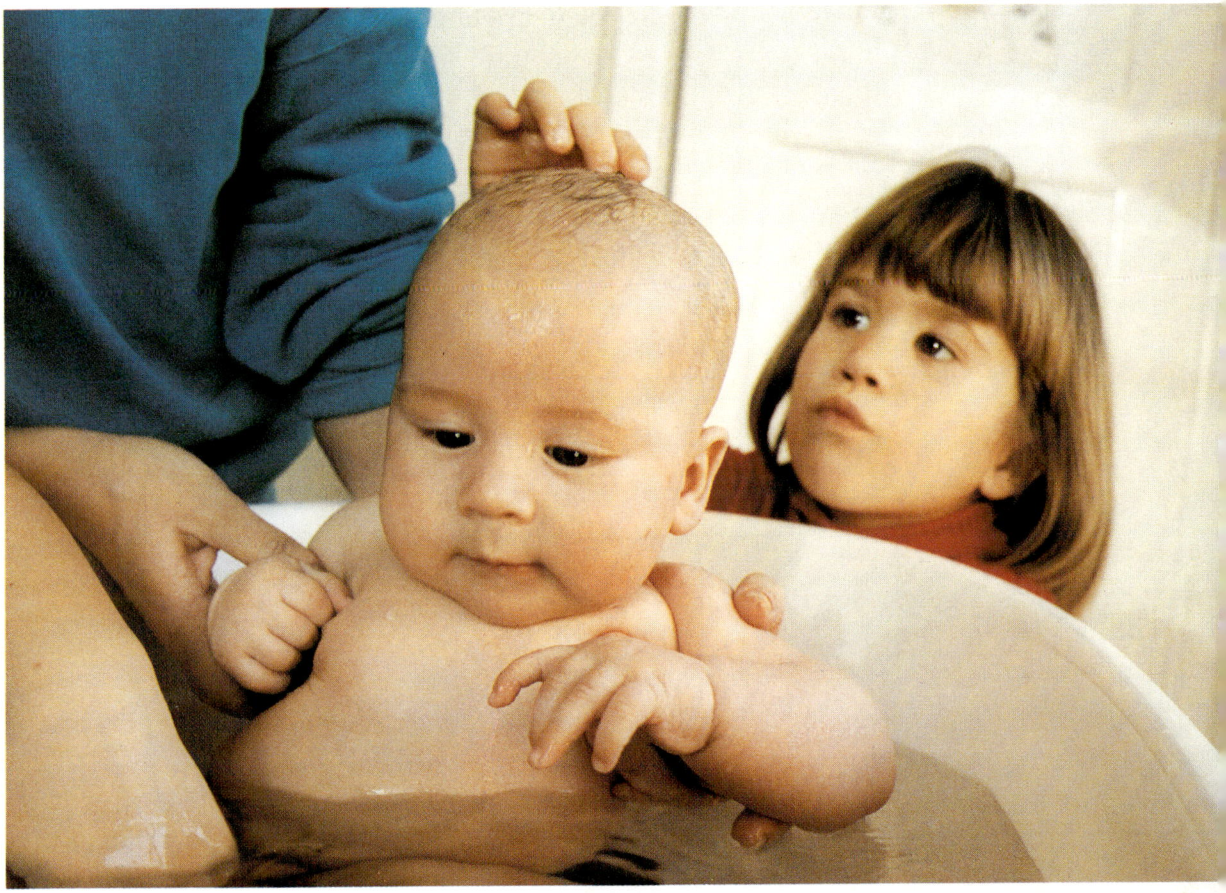

Ich schaue gern zu, wenn Mama Thomas badet. Seine Haut fühlt sich so zart an, wenn sie naß ist.

Thomas kann meinen Finger ganz fest halten. Er ist wirklich stark! Mama sagt, das nennt man Greifreflex. Alle neugeborenen Kinder können so fest zupacken, aber sie wissen selbst nicht, daß sie es tun.

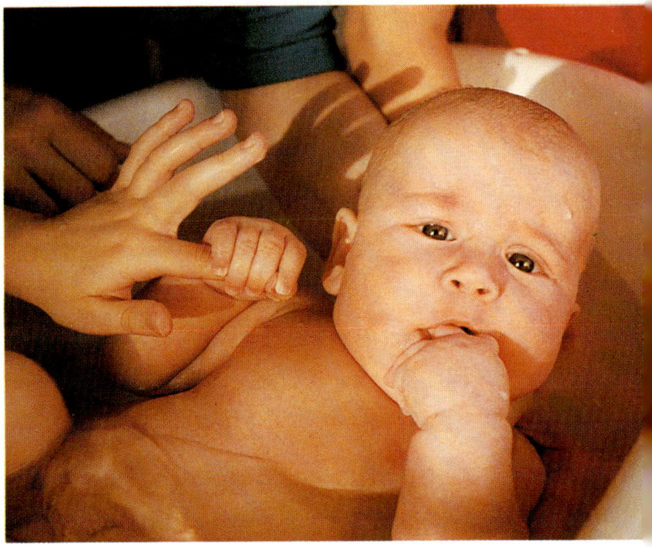

Weihnachten vor einem Jahr gab es Thomas noch nicht. Aber jetzt gibt es ihn. Irgendwie ist das komisch.

Ich kann mich nämlich gar nicht mehr daran erinnern, wie das war, als es Thomas noch nicht gab. Es ist so, als hätte er immer zur Familie gehört.

Als Papa, Philip und ich den Tannenbaum ins Haus trugen, dachte ich darüber nach, daß ich jetzt gleichzeitig kleine Schwester und große Schwester bin.

Philip ist nur der große Bruder. Und Thomas ist nur der kleine Bruder. Am besten ist es, in der Mitte zu sein, so wie ich.

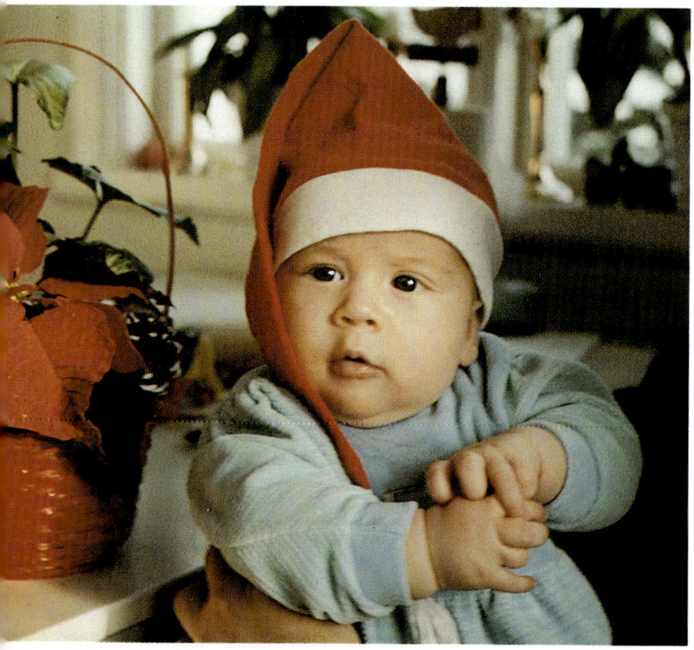

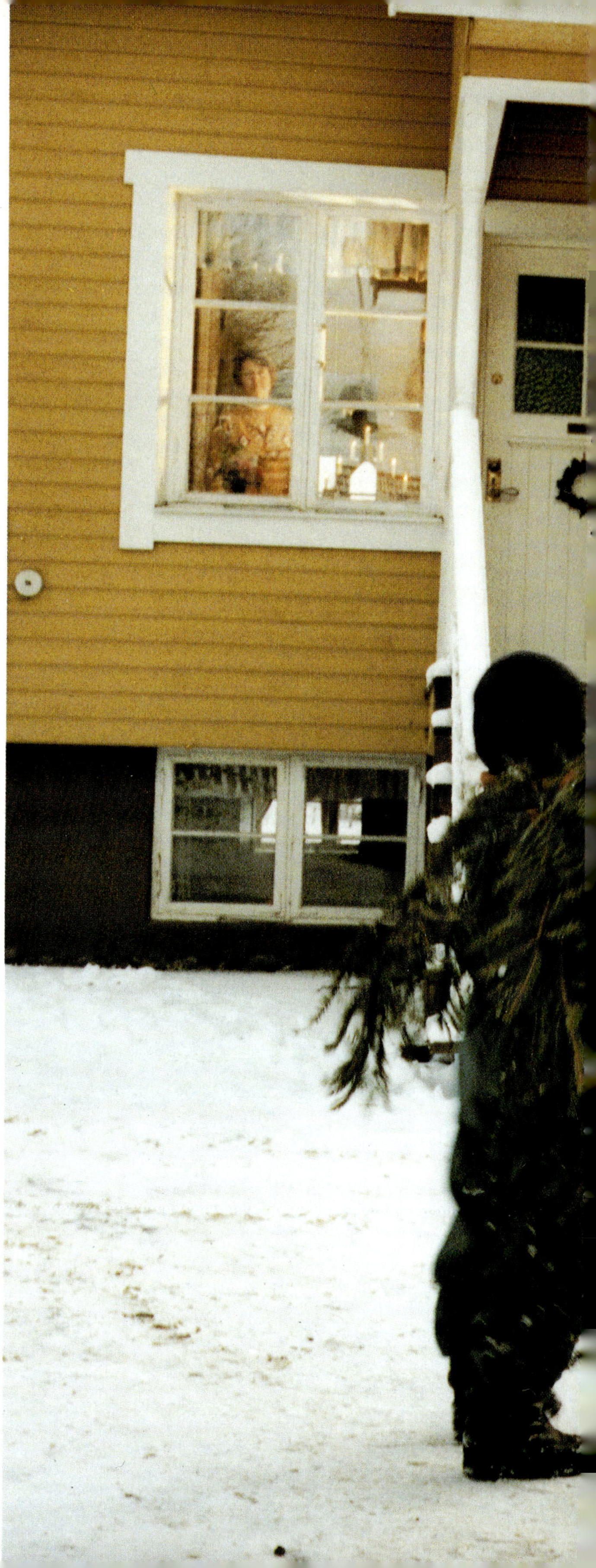

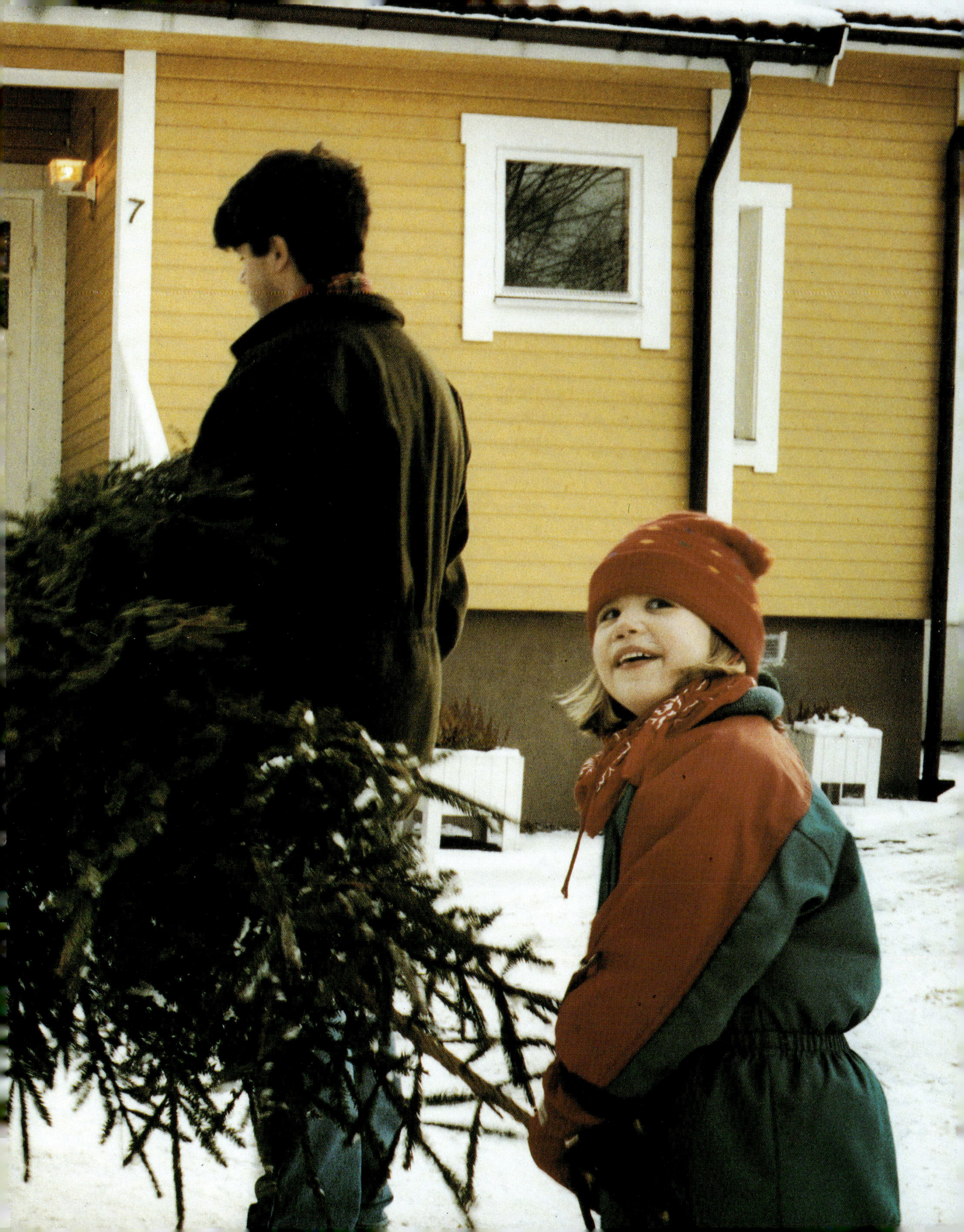
7

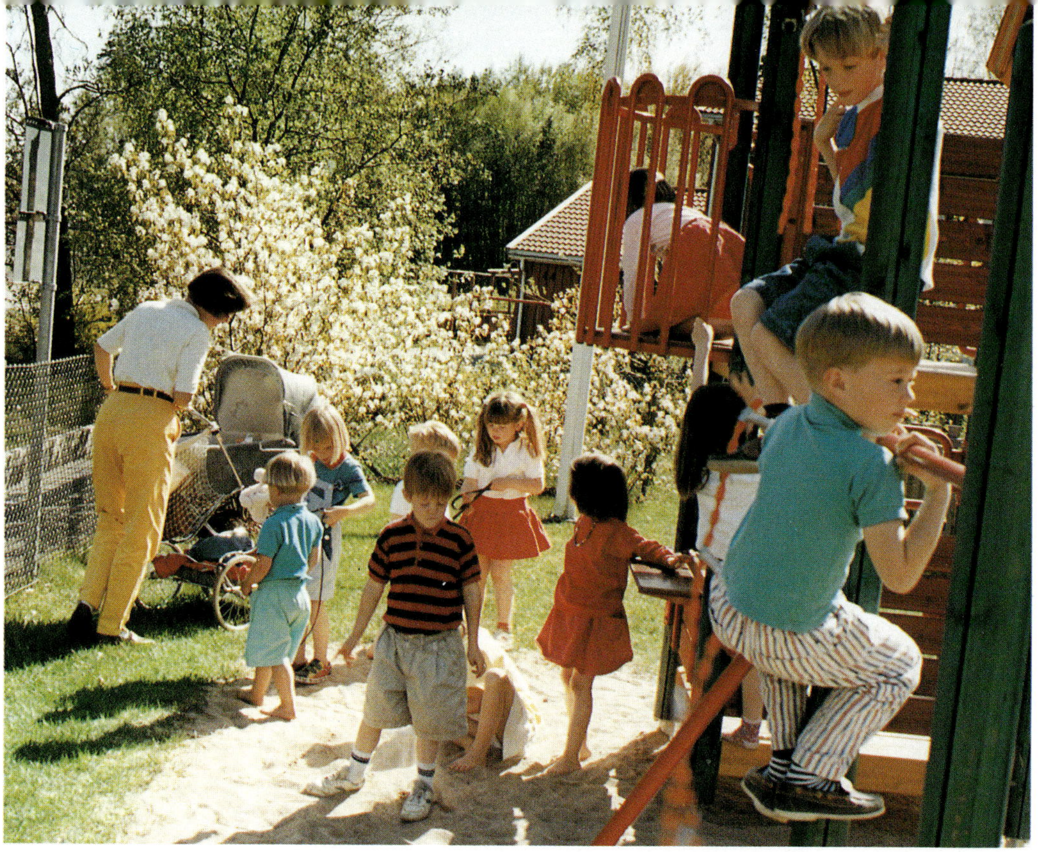

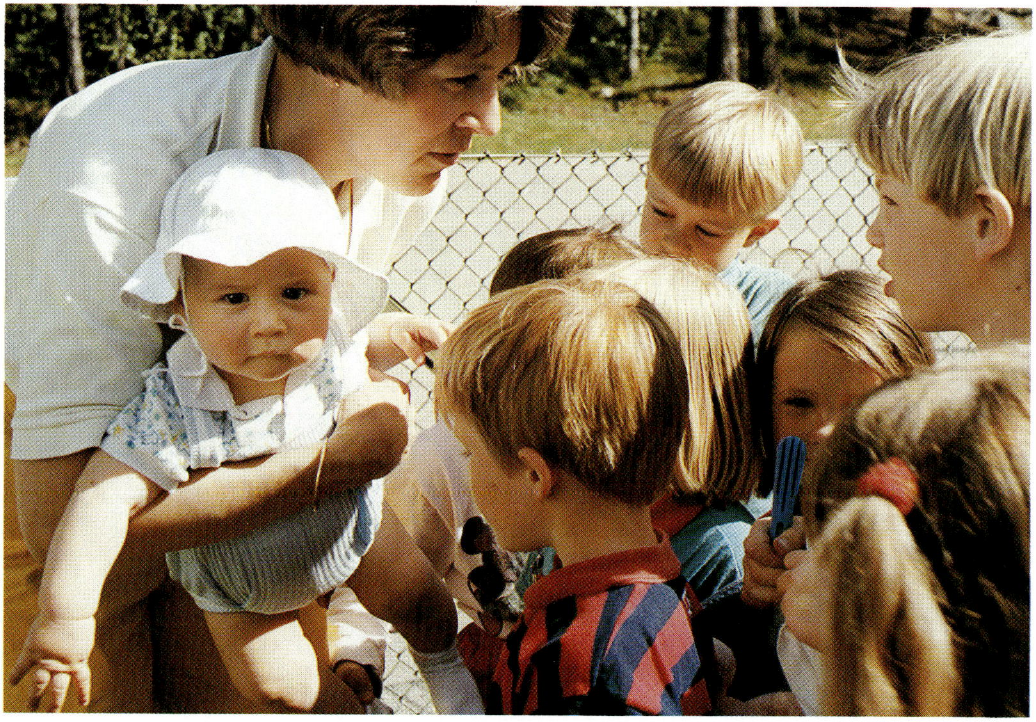

Wenn man ein Baby hat, kommen immer Leute und wollen gucken. Wenn Mama Philip und mich aus dem Kindergarten abholt, kommen alle Kinder angerannt und wollen Thomas sehen, obwohl Mama ihn fast jeden Tag mitbringt. Einmal ist Ella von der höchsten Stelle vom Klettergerüst gesprungen, als sie Mama mit dem Kinderwagen kommen sah. Das hat sie gemacht, weil sie Thomas als erste sehen wollte. Sie ist verrückt. Und unsere Nachbarin Yoko will Thomas auch immer guten Tag sagen, obwohl sie selbst zwei Kinder hat.

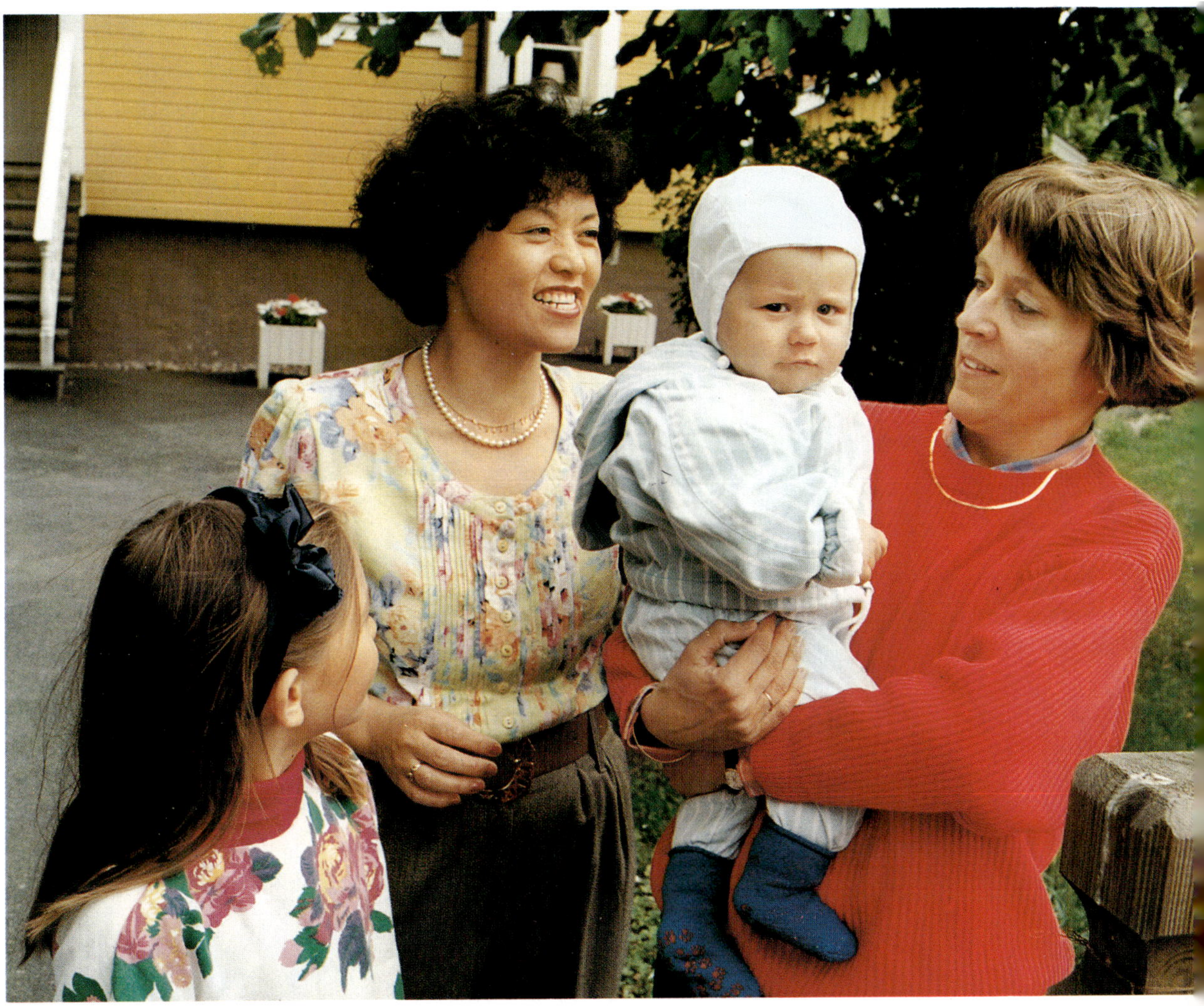

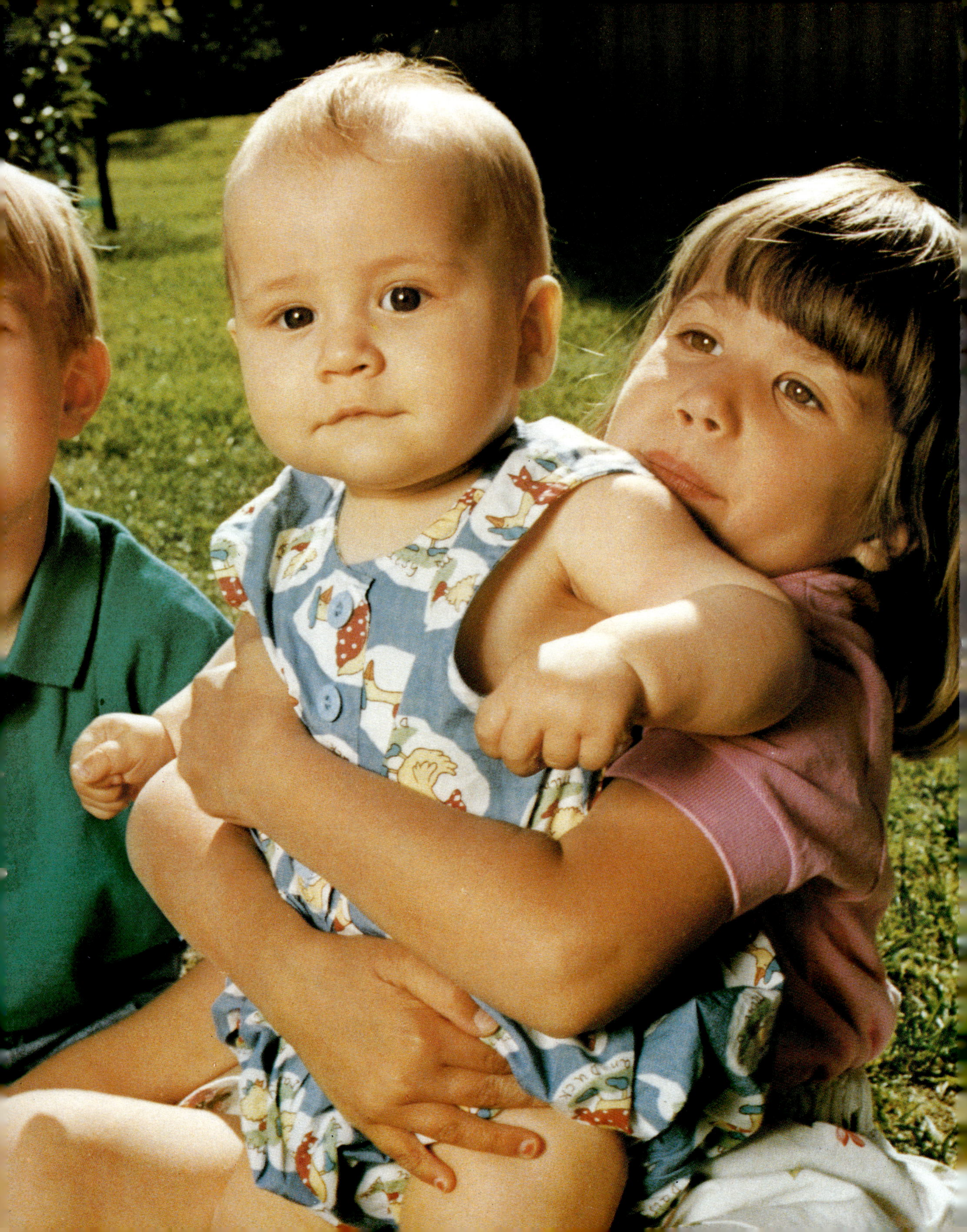

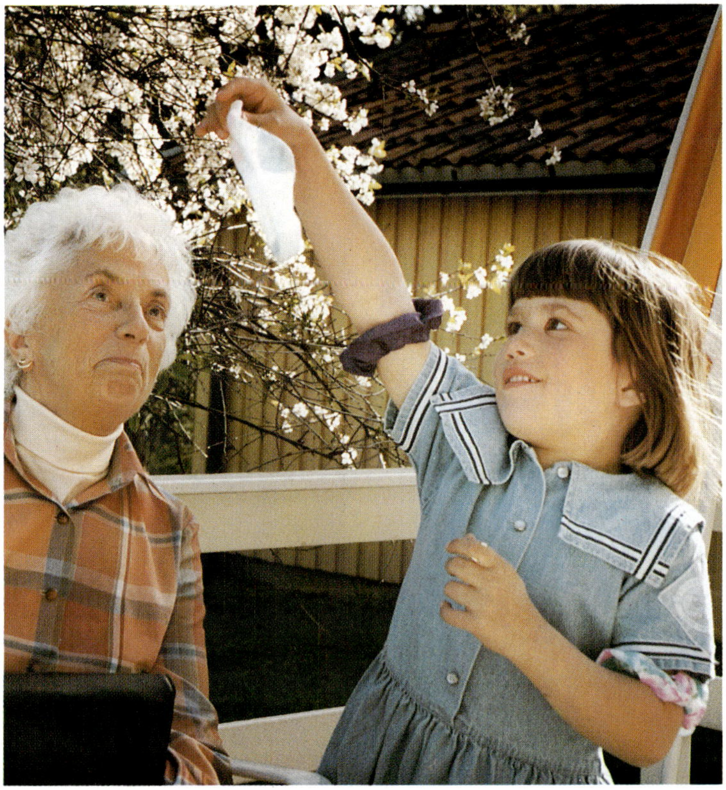

Alle in unserer Familie haben Thomas schrecklich lieb. Er ist so fröhlich, und er fühlt sich so weich an. Er kann schon fast alleine stehen. Ein Paar Socken, die ihm schon zu klein geworden sind, hab ich aufbewahrt. Weil Oma mir gesagt hat, daß ich wahrscheinlich ein eigenes Baby bekommen werde, wenn ich groß bin.

Und *mein* Baby wird ganz bestimmt Anne heißen.

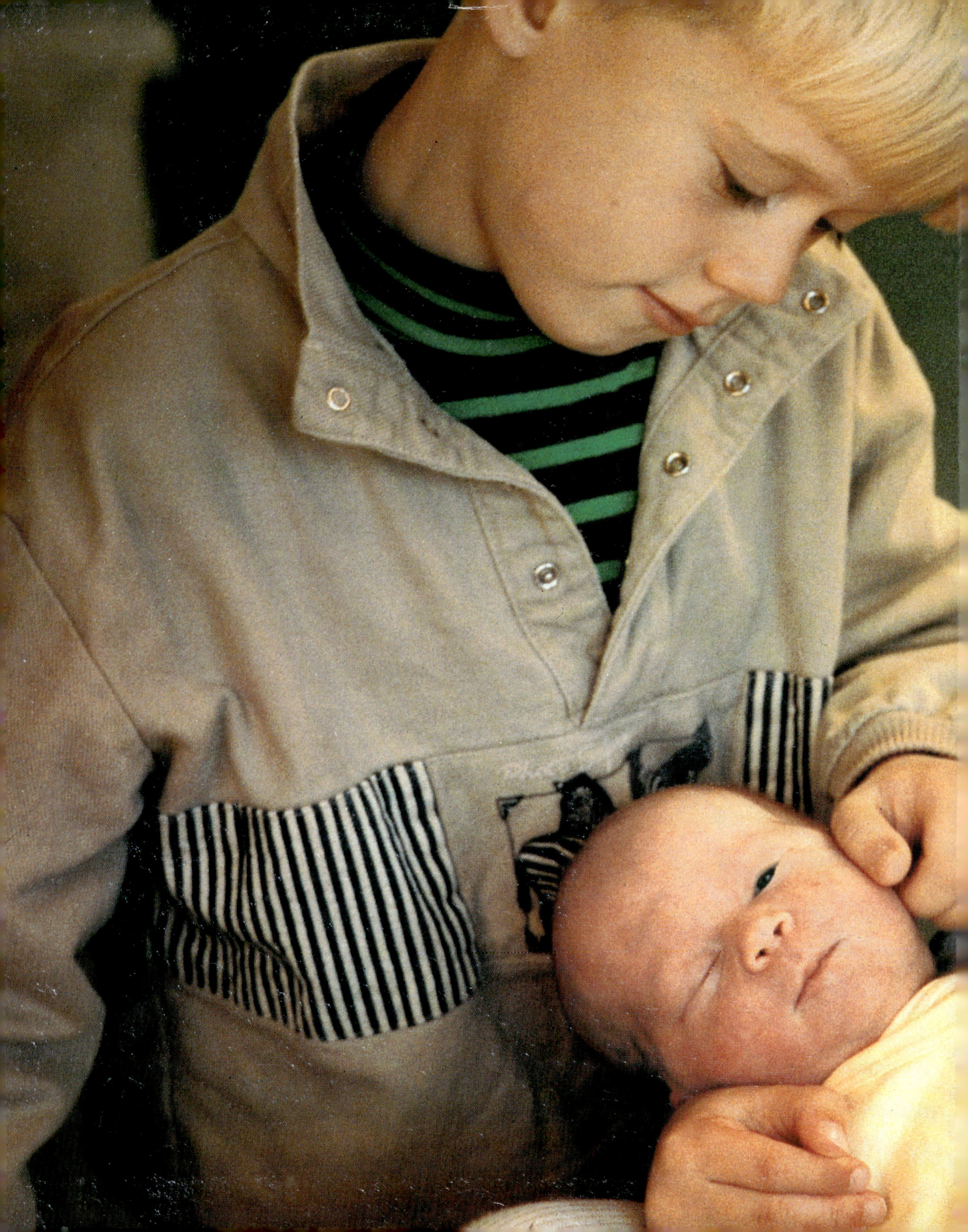